中国康复医学会康复护理专业委员会

康复护理技术操作规程

主　编　郑彩娥　李秀云

副主编　孟　玲　丁　慧

编　委（以姓氏笔画为序）

丁　慧（南京医科大学第一附属医院）

李秀云（华中科技大学医学院附属同济医院）

杨艳萍（解放军杭州疗养院）

郑彩娥（浙江省人民医院望江山院区）

孟　玲（华中科技大学医学院附属同济医院）

庞　灵（吉林大学中日联谊医院）

贾　勤（浙江省人民医院）

温贤秀（四川省人民医院）

蔡文智（南方医科大学深圳医院）

U0391667

人民卫生出版社

图书在版编目（CIP）数据

康复护理技术操作规程 / 郑彩娥，李秀云主编 . —北京：
人民卫生出版社，2018

ISBN 978-7-117-26177-7

Ⅰ. ①康… Ⅱ. ①郑… ②李… Ⅲ. ①康复医学 - 护理学 -
技术操作规程 Ⅳ. ①R47-65

中国版本图书馆 CIP 数据核字（2018）第 040483 号

人卫智网	www.ipmph.com	医学教育、学术、考试、健康，
		购书智慧智能综合服务平台
人卫官网	www.pmph.com	人卫官方资讯发布平台

康复护理技术操作规程

主　　编：郑彩娥　李秀云
出版发行：人民卫生出版社（中继线 010-59780011）
地　　址：北京市朝阳区潘家园南里 19 号
邮　　编：100021
E - mail：pmph @ pmph.com
购书热线：010-59787592　010-59787584　010-65264830
印　　刷：三河市潮河印业有限公司
经　　销：新华书店
开　　本：787×1092　1/32　印张：5
字　　数：87 千字
版　　次：2018 年 3 月第 1 版　2024 年 2 月第 1 版第 9 次印刷
标准书号：ISBN 978-7-117-26177-7/R · 26178
定　　价：26.00 元

打击盗版举报电话：010-59787491　E-mail：WQ @ pmph.com
（凡属印装质量问题请与本社市场营销中心联系退换）

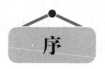

序

　　康复护理是康复医学的核心组成部分之一，康复护士是康复团队的基本成员。

　　康复护理遵循"以病人为中心，以质量为核心"的服务理念，强调主动同病人交流和沟通，采用各种康复护理技术，同时和康复团队成员一起开发病人功能潜力，提升康复治疗主动性，逐步提高病人生活自理能力及功能独立性，改善生活质量，最终回归社会。

　　我国的康复医学虽然起步较晚，但是我国政府近年来对康复医疗工作高度重视，康复医疗相关标准规范也在不断地完善，原卫生部相继印发了综合医院康复医学科和康复医院的机构建设标准及管理指南、常用康复治疗技术操作规范等文件，但康复护理技术操作、质量控制标准尚未有统一的规范。

　　为了规范康复护理技术操作，中国康复医学会康复护理专业委员会组织编写了《康复护理技术操作规程》，希望能达到加强康复护理技术培训，提高康复护理技术操作质量的目的。这是康复护理逐渐进入科学和规范运行的标志之一。

　　相信本书的出版在康复医疗工作高速发展

的大好形势下，一定会推动全国康复护理走向新的高度，为中国康复医学事业的发展做出积极的贡献。

美国国家医学院国际院士

南京钟山康复医院院长　励建安

2018 年 2 月

前　言

　　康复护理在我国已走过20多年历程,特别是近几年发展迅速。康复护理以特有的专业技术服务于广大康复病人,促进病人早日康复和回归社会与家庭。

　　康复护理的对象都存在着不同程度的功能障碍,严重者甚至影响日常生活活动和就业能力。按照康复的观念,康复护理要考虑如何使病人的功能尽快及尽可能恢复的问题。康复护士为有自护缺陷的病人提供专业的康复护理技术,并帮助病人学会、掌握自我护理的技巧。如果说康复医疗为了恢复病人的功能,那么康复护理进一步提高病人的自我能力。为此,康复护理的过程必须是通过教育、指导和训练病人,使病人充分发挥功能上的潜力和个人的主动性,学习新的技能和生活方式,逐步提高生活自理能力及自我功能独立性,最大限度地完成日常生活自理。如脑卒中病人急性期,常有肢体瘫痪或痉挛,如何促进肌力恢复,如何让肢体处于一种抗痉挛的体位,以及健侧卧位、患侧卧位和仰卧位时肢体如何摆放,各种矫形器、助行器、自助具、轮椅的使用等,同时还要考虑有针对性地预防各种并发症,如患手肿胀、患肩疼痛、肩关节半脱位、患足下垂等一系列在康复全过程中预防性康复要解决的问题,需要特有的康复护理技术教会、指导和训练病人,使病人了解程序、掌握技巧,使其具备维持生命,并具有日常生活自理的能力。

康复护理的全过程是变被动护理为主动自我护理,即帮助病人由被动地接受他人的护理变为自己照料自己的自我护理,提高和改善康复病人的日常生活活动能力水平。

当前,我国的康复护理事业的发展将逐渐进入科学、法制化运行轨道。康复护理应遵循"以病人为中心,以质量为核心"的服务理念,为病人提供高品质的技术服务,同时要做好操作技术注意事项及预防处理。因此,对康复护理专科护士的要求是达到质量标准,操作正确、到位,指导、教会其他康复护士真正能运用康复护理技术指导病人训练。

为了规范康复护理技术操作流程及提高质量,我们编写了《康复护理技术操作规程》,目的是规范康复护理技术操作流程,统一康复护理技术操作质量评分标准,不断提高康复护理技术操作质量。全书对康复护理专科常见操作技术、假肢、矫形器、辅助器具的应用指导技术规范进行相应阐述。每项康复护理技术均编写了定义、目的及操作流程、操作要点、操作技术注意事项等。操作要点主要突出实用性、可操作性;操作流程主要强调原则性、客观性；操作注意事项主要强化操作人员牢记注意事项及预防处理。本书可供康复护士、临床护士使用，也可用于康复护理管理、教学、带教、在职护士继续教育等。

　　承担本书编写工作的作者均为中国康复医学会康复护理专业委员会的主任委员、副主任委员，她们均是优秀的临床、康复护理管理人员，有丰富的经验及全新的康复护理管理理念，本书内容是她们多年工作经验的积累、汇总、提升和研究成果的总结。

　　本书以中国康复医学会康复护理专业委员会为平台编撰出版，意在借此为康复护理界同仁规范操作技术提供遵循，不足之处敬请各位同仁批评、指正，让我们一道为完善、规范康复护理技术质量标准而努力。

编　者

2018 年 2 月

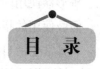

目 录

一、体位摆放的指导训练技术

【定义与目的】

1. **定义** 体位是指人的身体的位置,临床一般所指的体位是根据治疗、护理和康复的需要而采取的能保持的身体姿势和位置。在康复治疗中,根据病人不同疾病和功能障碍的特点,采用不同体位,以利于功能的恢复。康复护理中常用的体位摆放技术有:骨科疾病术后功能位、烧伤病人抗挛缩体位的摆放。

2. **目的** 预防或减轻痉挛和畸形的出现;保持躯干和肢体功能状态;预防并发症及继发性损害的发生。

【适应证与禁忌证】

1. **适应证** 因发育障碍、疾病或创伤而导致躯体功能障碍病人,骨科疾病术后功能位,烧伤后抗挛缩体位。

2. **禁忌证** 严重痴呆不能配合病人;疾病危重期血流动力学不稳定病人。

【操作流程】

操作流程见图 1-1。

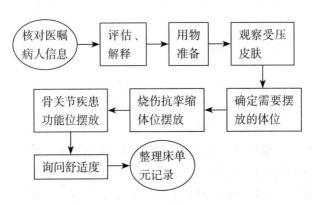

图1-1　体位摆放操作流程

【操作要点】

1. 操作准备

（1）用物准备：准备大小、数量合适的枕头，必要时准备合适的支具。

（2）评估：评估病人病情、意识状态及配合能力；评估病人损伤部位、管路情况；评估病人需要摆放的体位。

（3）健康教育：告知病人体位摆放的目的和方法，体位摆放过程中的配合要点，保持体位的重要性及体位摆放后的注意事项，摆放过程中密切观察病人状态及有无不适等。

2.骨关节疾患病人功能位摆放

（1）上肢功能位：肩关节屈曲45°、外展60°，肘关节屈曲90°，前臂中间位，腕背伸，各掌指关节和指间关节稍屈曲，拇指在对掌的中间位。

（2）下肢功能位：髋关节伸直，髋及大腿外侧垫枕防止下肢外展、外旋，膝关节稍屈曲，踝关节处于90°中间位，防止足下垂。随着体位的改变，髋关节也需要变换成屈曲或伸直的位置。

（3）腰椎间盘突出的体位（姿势）

1）卧位：枕头不宜过高，应保持脊柱的生理弯曲，可用一软枕垫于腰后。仰卧位时两腿分开，大腿下垫软枕，屈髋屈膝；侧卧位时双腿之间放置软枕，屈髋屈膝，呈迈步状，下肢微屈更利于腰背肌的放松。

2）俯卧位时在腹部及踝部垫薄枕，使脊柱肌肉放松。

3）站立时腰部伸直，收腹提臀，久站应该经常调整重心。

4）伏案工作者需注意桌、椅高度和距离，定时改变姿势，长时间使用电脑时，使膝与髋保持同一水平，身体靠向椅背，同时在腰部放一靠枕。

（4）髋关节术后早期体位

1）功能肢位：术后床上体位应保持外展中立位，患肢外展并在两腿之间放一枕头，同时在患肢外侧放一枕头以防止髋关节外旋。如侧卧位应尽量保持健侧卧位并使用外展垫枕。

2)抬高患肢,在患肢下垫枕头减轻肿胀。

（5）膝关节置换术后早期体位

1)康复护理的重点在于教会病人正确肢位的摆放,注意观察伤口情况,病人在康复后及时观察病情,如有异常及时予以处理。

2)正确肢位:术后患肢摆放于伸直位,枕头垫于小腿及足跟下,抬高患肢预防肿胀。

3)主动运动:包括翻身训练、床上移动、踝泵训练、关节活动度训练等。目标是进行一周持续被动运动仪（continuous passive motion, CPM）练习至可主动屈膝90°。

（6）骨折病人术后体位:根据手术部位,采取舒适体位。

1)锁骨骨折术后应采取仰卧位,去枕,肩胛骨间区垫枕以使两肩后伸,可使骨片保持良好的复位位置。

2)股骨、颈骨骨折术后,取平卧位,下肢稍外展,两腿间放一软枕,患肢不宜抬高。

3)上下肢骨折尽量抬高肢体,其中上肢骨折抬高于心脏水平。

（7）截肢病人体位

1)保持合理的残肢体位:为防止残肢屈曲畸形,应尽量保持肢体残端于伸直位。

2)上肢截肢者应选择健侧卧位休息。平卧位休息时避免残肢垫高,将残肢向外伸展,同时可以将腰垫高以减轻残端肿胀。前臂截肢者，站立位肘关节应保持在45°屈曲位。

3）大腿中上段截肢，应采用俯卧位，练习髋关节后伸且不要外展活动。小腿截肢后应经常练习膝关节伸直活动。

3. 烧伤病人抗挛缩体位摆放

（1）头：仰卧：头居中位，避免耳部受压；俯卧：头居中，吊带悬吊前额以支持头重量，颅面悬空。若头侧偏，则每半小时交替一次，以免面颊肌萎缩。

（2）颈：在颈前部烧伤时，用毛巾圈或过伸垫使颈保持过伸位或伸展位，必要时应用热塑板制作颈矫形器，防止颈部挛缩、骸胸粘连。

（3）肩和腋部：胸背部、两侧胸壁、上臂烧伤时，用枕或夹板使肩保持外展90°和外旋位。

（4）肘：肘屈侧烧伤应保持肘伸直位，背侧烧伤则可屈肘70°~90°，前臂保持中立位。

（5）腕与手：腕背伸20°~30°，掌指关节屈曲90°，指间关节均处于伸直位。拇指则应处于外展和对掌（掌指关节外展，指间关节屈曲）位，防止近端指间关节过伸。各指间用无菌纱布隔开。

（6）髋：伸直位和中立位，大腿内侧烧伤时髋外展15°~30°。

（7）膝：处于伸直位，如仅在膝前方烧伤，可轻度屈曲位（屈曲10°~20°）。

（8）踝：背伸位，以防止跟腱挛缩，注意防止足内翻或外翻。

【注意事项】

1. 体位摆放注意事项

（1）体位摆放应经常变换，一般2小时变换一次，不要在同一姿势上停留过长时间，以免发生压疮。

（2）早期指导病人康复训练，促进患肢静脉血回流，减轻周围组织粘连，降低各类并发症的发生率。

（3）枕头柔软，大小、厚薄合适；使用矫形器时注意选用大小合适的柔软衬垫，避免压疮的发生。

（4）注意避免紧张、焦虑、温度过低等，以免引起肌张力增高。

（5）摆放体位时注意保护病人隐私，保证病员安全。

（6）摆放体位时正确用力，避免拖、拉、拽，以防因摩擦力和剪切力造成病人皮肤损伤。

2. 骨科疾病术后体位摆放注意事项

（1）腰椎间盘突出避免久坐，若需久坐时应以背垫支撑下腰段，并使用高背座椅，姿势要端正，适当进行原地活动或腰背部活动，缓解腰背肌肉疲劳。行走时抬头、挺胸、收腹，使腹肌有助于支持腰部。避免长时间穿高跟鞋。

运动时应避免过度冲撞、扭转、跳跃等动作，原则上应避免所有在运动中会产生双脚腾空动作或腰部过度扭转动作的运动。自由泳、仰泳、自行车等运动有利于腰部肌肉的锻炼。

打喷嚏、咳嗽时，容易拉伤背肌及增加腰椎椎间盘的压力，此时将膝盖、髋关节稍屈曲。

（2）髋关节术后1~4天常发生髋关节脱位，重点告知病人正确的体位摆放及应避免的动作，使病人能够独立进行床椅转移、如厕，能进行基本的日常生活活动。

髋关节术后应避免在患侧膝关节下长期垫枕头以防止出现屈曲性挛缩，避免髋关节内收、内旋、翘"二郎腿"及下蹲等动作，禁止屈膝、屈髋动作，4~6周内髋关节屈曲不可超过90°。

（3）膝关节置换术后康复护理的重点在于教会病人正确肢位的摆放，注意观察伤口情况，病人在康复后及时观察病情变化，如有异常及时予以处理。

（4）截肢后坚持合理的残肢姿势，由于肢体失去平衡，如果忽略了训练及早期安装假肢，往往会引起骨盆倾斜和脊柱侧弯。若变形一经固定，其安装假肢后的步态、步行能力会有很大的下降。术后第1天起，须每日坚持数次俯卧，预防产生不良姿势。为防止残肢屈曲畸形，应尽量保持肢体残端于伸直位。术后应尽早离床，在医护人员指导下进行关节活动和肌力训练，这是预防关节挛缩最有效的措施。

3.**烧伤病人抗挛缩体位摆放注意事项** 抗挛缩体位原则上取伸展和外展位,不同烧伤部位摆放不同体位,必要时使用矫形器协助。

二、抗痉挛体位摆放的指导训练技术

【定义与目的】

1. 定义 通常是指病人根据治疗、护理以及康复的需要所采取并能保持的身体姿势和位置。多用于脑损伤病人的康复护理中，是为了防止或对抗痉挛姿势的出现，保护肩关节及早期诱发分离运动而设计的一种治疗体位。能抑制上肢屈肌、下肢伸肌的典型痉挛模式，有利于病人恢复正常的运动模式。

2. 目的 预防或减轻痉挛和畸形的出现；保持躯干和肢体功能状态；预防并发症及继发性损害的发生。

【适应证与禁忌证】

1. 适应证 因发育障碍、疾病或创伤而导致躯体残疾病人、长期卧床病人。

2. 禁忌证 严重痴呆不能配合病人；疾病危重期血流动力学不稳定病人。

【操作流程】

操作流程见图 2-1。

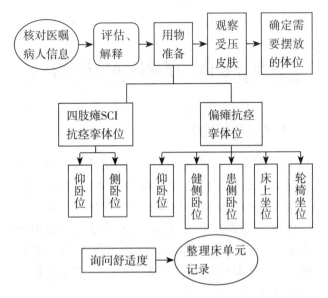

图2-1 抗痉挛体位摆放指导训练流程图

【操作要点】

1. 操作准备

（1）用物准备：枕头多个，小枕2个。

（2）评估：评估病人病情、意识状态及配合能力；评估病人损伤部位、管路情况；评估病人需要保持的体位。告知病人体位摆放的目的和方法，并妥善固定各种管道。

2. 脊髓损伤（四肢瘫）病人抗痉挛体位摆放

（1）仰卧位：头部垫枕，将头两侧固定；肩胛下垫枕，使肩上抬前挺、肘关节伸直、前臂旋后、腕背伸、手指微曲；髋、膝、踝下垫枕，足保持中立位。

（2）侧卧位：头部垫枕，上侧上肢保持伸展位，下肢屈曲位，将下侧的肩关节拉出以避免受压和后缩，臂前伸，前臂旋后，肢体下均垫长枕，背后用长枕靠住，以保持侧卧位。

3. 偏瘫病人抗痉挛体位摆放

（1）仰卧位：头部垫薄枕，患侧肩胛和上肢下垫一长枕，上臂旋后，肘与腕均伸直，掌心向上，手指伸展位，整个上肢平放于枕上；患侧髋下、臀部、大腿外侧放垫枕，防止下肢外展、外旋；膝下稍垫起，保持伸展微屈。

（2）健侧卧位：健侧在下，患侧在上，头部垫枕，患侧上肢伸展位置于枕上，使患侧肩胛骨向前向外伸，前臂旋前，手指伸展，掌心向下；患侧下肢取轻度屈曲位，放于长枕上，患侧踝关节不能内翻悬在枕头边缘，防止足内翻下垂。

（3）患侧卧位：患侧在下，健侧在上，头部垫枕，背后垫枕，使躯干侧卧，患臂外展前伸旋后，患肩向前伸展，以避免受压和后缩；前臂旋后，肘与腕均伸直，掌心向上；患侧下肢轻度屈曲位放在床上，健腿屈髋屈膝向前放于长枕上，健侧上肢放松，放在胸前的枕上或躯干上。

（4）床上坐位：摇起床头成90°角或背部用枕头支撑好，保持躯干挺直，不可倾斜，髋关节保持90°屈曲位，双膝屈曲50°~60°，膝下垫软枕，患侧足底放一枕；患侧上肢下放薄枕，患肩向前伸，肘关节伸直，双侧上肢伸展放于床上餐板或调节板上。

（5）轮椅坐位：病人保持躯干伸直，靠住椅背，臀部尽量坐在轮椅坐垫的后方，保持身体稍前倾；患侧上肢放于胸前软枕上，可前伸或屈曲靠近身体，避免肘关节过度屈曲，手指自然伸展；在患腿外侧置软垫，纠正患腿外旋，髋关节、膝关节、踝关节均保持90°，双足垂直于膝下，平放在地板上，脚尖向前，双足分开与肩同宽，避免足尖外旋，保持两足尖对称。

【注意事项】

1. 脊髓损伤(四肢瘫)病人各卧位时操作技术注意事项

（1）仰卧位时头部垫枕，将头两侧固定，固定头部、防肩胛后缩，肩胛下垫枕，使肩上抬前挺。

（2）长时间仰卧位和大、小便刺激是压力性损伤的高风险因素。要1~2小时变换一次体位，保持床单位平整、干燥，做好大小便失禁护理。

（3）侧卧位时采取轴线翻身护理技术，3人同步轴线翻身，在侧卧位时，尽量使头部和脊椎保持正常对线，背后用长枕靠住，保持侧卧位，避免脊柱扭曲。

2. 偏瘫病人各卧位时操作技术注意事项

（1）仰卧位时足不能保持中立位——足下垂。

仰卧位时足摆放成中立位,在床尾放一支被架,把被子支撑起来,避免被子压在足上,或者穿上矫形器预防足下垂。

（2）患侧卧位时肩关节姿势不当——肩关节脱位、肩手综合征。

1)偏瘫病人取患侧卧位时,患肩轻轻向前拉出,避免受压和后缩。患侧腕及手指充分打开放松,不建议在手中抓握物品。

2)给予患侧手及踝足充分的支持,避免处于悬空位,使之处于非抗重力位。

（3）偏瘫病人抗痉挛体位中,患侧卧位是所有体位中最重要体位,可以增加患侧的感觉刺激,促进本体感觉输入、对抗患侧肢体痉挛、利于健侧手的活动;仰卧位应尽可能少用,以免引起异常反射活动;所有时间都应该避免半卧位,它能强化痉挛模式。

3.病人抗痉挛体位摆放训练时,室内温度适宜,因温度太低可使肌张力增高。1~2 小时变换一次体位,以维持良好血液循环。

三、特殊翻身与移动的指导训练技术

（一）特殊翻身

【定义与目的】

1. **定义** 根据疾病的需要进行的翻身。如轴线翻身就是头肩部和腰、腿保持在一条线上翻身，同时同向翻动，不能有扭动。

2. **目的** 协助神经瘫痪、颅骨牵引、颈椎损伤、脊椎损伤病人床上翻身；防止脊椎再损伤；预防压疮发生；增加病人舒适感。

【适应证与禁忌证】

1. **适应证** 神经瘫痪、颅骨牵引、脊椎损伤、脊椎手术、脊椎不稳定病人。

2. **禁忌证** 疾病处于危重期病人，生命体征不稳定。

【操作流程】

操作流程见图 3-1。

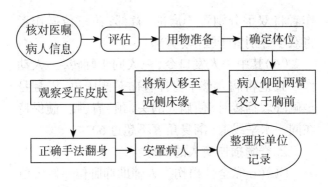

图3-1 特殊翻身与移动的指导训练流程图

【操作要点】

1.轴线翻身

（1）用物准备：大单、软枕2个，翻身记录卡。

（2）操作者2~3名，着装整洁、洗手、戴口罩。操作者备齐用物至病人床旁，核对病人，帮助病人移去枕头，松开被尾。

（3）评估病人：评估病人意识、生命体征、脊柱及脊髓损伤部位及程度，伤口、管路情况；评估病人体重。

（4）病人仰卧、两臂交叉于胸前。三位操作者站于病人同侧，将病人平移至操作者同侧床缘。

（5）病人有颈椎损伤时，由三位操作者共同完成：第一位操作者固定病人头部，沿纵轴上略加牵引，使头、颈随躯干一起缓慢移动；第二位操

作者将双手分别置于肩部、背部；第三位操作者
将双手分别置于腰部、臀部。

（6）其中一人发口令，三人同步翻转，三人动
作一致地将病人整个身体移向对侧床边，以翻身
至侧卧。翻转时，使病人的头、颈、肩、腰、髋保持
在同一水平线上，翻身角度不超过60°。

2.脊髓损伤病人的翻身

（1）C6完全性损伤病人辅助仰卧位→侧卧位
（右侧翻身）：病人仰卧，协助者立于病人的左侧，
帮助病人将左上肢横过胸前，将左下肢跨过右下
肢，左足置于右侧床面。协助者一手置于病人左
侧腰下，另一手置于病人左侧髋部下方，腹部抵
住床沿作为支撑点，用力推动病人髋部向上，使
病人右侧卧，协助病人调整好卧姿。

（2）C6完全性损伤病人独立仰卧位→俯卧位
（右侧翻身）：病人仰卧，头、肩屈曲，双上肢伸展
上举、对称性用力向身体两侧摆动，产生钟摆样
运动；向左侧甩动，使右上肢越过身体左侧，以获
得下一步向右翻转所需的动力；屈曲头、肩，双上
肢迅速从左侧甩向右侧；借助于上肢甩动的惯性
使躯干和下肢翻成俯卧位；将左前臂支撑于床面
并承重，右肩进一步后拉，使两侧前臂同等负重；
将双上肢置于身体两侧。

（3）胸、腰段脊髓损伤的截瘫病人的翻身训
练：同上翻身方法或直接利用肘部和手的支撑向
一侧翻身。

3.偏瘫病人的翻身

（1）辅助下向健侧翻身：将患侧下肢放于健侧下肢上，由健手将患手拉向患侧，协助者于患侧帮助抬起病人肩胛、骨盆，翻身至健侧。

（2）仰卧位→患侧卧位：病人仰卧，健侧髋、膝屈曲，双上肢 Bobath 握手伸肘，肩上举约 90°，健侧上肢带动患侧上肢先摆向健侧，再反方向摆向患侧，以借摆动的惯性翻向患侧。翻身后，病人头部置枕，背部垫软枕，两膝之间放软枕，双膝呈自然弯曲状。

（3）仰卧位→健侧卧位：病人仰卧，健足置于患足下方。双手 Bobath 握手上举后向左、右两侧摆动，利用躯干的旋转和上肢摆动的惯性向健侧翻身。

以上每次操作完成后整理床单元，固定好导管。洗手，记录翻身时间及皮肤情况。

【注意事项】

1.轴线翻身护理操作注意事项

（1）保持脊柱平直：翻转病人时，责任护士为发口令者，其他护士协助，听口令多人一起用力，协调一致，以保持脊柱平直，维持脊柱的生理弯曲，避免由于躯干扭曲，加重脊柱骨折、脊髓损伤和关节脱位。

（2）翻转角度不可超过 60°，避免由于脊柱负重增大而引起关节突骨折。

（3）病人有颈椎损伤时，勿扭曲或者旋转病人头部，以免加重神经损伤引起呼吸肌麻痹而死亡。

（4）脊椎术后，选择床垫要硬实，使病人平卧时能保持脊椎正确的生理曲线，保持手术部位的固定，不弯曲、不扭转，如胸腰椎手术病人翻身时，手扶病人肩部和髋部同时翻动，切不可上下分别翻转。侧卧时，要用枕头全背部顶住，避免上下身的卧位不一致，造成脊柱扭转。

2. 翻身安全注意事项

（1）翻身时注意为病人保暖并防止坠床。

（2）注意节力与安全。

（3）准确记录翻身时间、卧位、皮肤受压情况。

（二）体位转移指导训练

【定义与目的】

1. 定义 体位转移是指人体从一种姿势转移到另一种姿势的过程，包括从卧位到坐位、从坐位到立位、从床到椅、从轮椅到卫生间的各种转移方法，是提高病人自身或在他人的辅助下完成体位转移能力的锻炼方法。根据病人的用力程度可分为：主动转移、辅助转移和被动转移。

2. 目的 定时协助更换体位，使肢体的伸肌和屈肌张力达到平衡，预防压疮、坠积性肺炎、肌肉痉挛等并发症的发生；进行体位转移训练还能协助瘫痪病人能够独立地完成各项日常生活活动,从而提高其生存质量。

【适应证与禁忌证】

1. 适应证　因各种原因长期卧床的病人;脊髓损伤、脑血管意外、脑外伤、小儿麻痹后遗症等运动神经元损伤后,肢体部分或完全瘫痪,完成转移动作相关的主要关键肌肌力达到 2 级或者3 级的病人。

2. 禁忌证　生命体征不稳定的病人;认知功能障碍的病人;关键肌肌力不足的病人。

【操作流程】

操作流程见图 3-2。

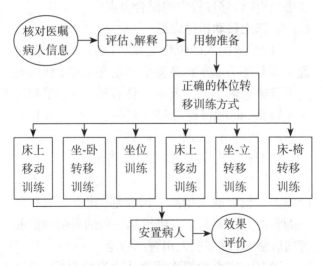

图3-2　移动的指导训练流程图

【操作要点】

1. 操作准备

（1）用物准备：根据转移需要准备轮椅、滑板等。

（2）人员准备：着装整洁、洗手。

（3）评估：评估病人病情、意识状态、理解和学习能力、配合能力；评估病人功能障碍部位、程度；评估病人肌力、肌张力、关节活动度；评估病人平衡能力、协调性；评估病人需要进行的转移方式和需要帮助的程度；评估病人管路情况；评估环境温度及安全度。

（4）健康教育：告知病人体位转移的目的和方法，体位转移过程中的配合要点。

2. 床上移动指导训练

（1）偏瘫病人卧位床上移动：病人仰卧，健足置于患足下方；健手将患手固定在胸前，利用健侧下肢将患侧下肢抬起向一侧移动；用健足和肩支起臀部，同时将臀部移向同侧；臀部侧方移动完毕后，再将肩、头向同方向移动。

（2）床上坐位向前后移动：嘱病人在床上取坐位，身体前倾，两手掌交叉向前，或双手放于体操棒上。辅助病人抬高一侧臀部，将重心放在另一侧臀部上。辅助病人将抬起一侧的臀部向前或者向后移动，犹如病人用臀部行走。

（3）C6 完全性损伤病人床上直腿坐位（长坐

位)移动:病人坐位,双手放在体侧,躯干前屈、前倾,双手用力快速向下支撑,头肩后伸,躯干及下肢向前移动。也可以采取同样的方式进行向后和向两侧移动。

3. 坐位指导训练 第一天将床头摇起30°,询问病人有无不适感,上、下午各5分钟;以后每隔1~2天增加10°、5分钟,为防止腘绳肌疼痛,膝下垫软枕;逐步达到90°,时间能保持20分钟后,可进行坐位进食。

4. 卧-坐转移指导训练

(1)偏瘫病人卧→坐指导训练

1)独立从健侧坐起:病人健侧卧位,患腿跨过健腿,用健侧前臂支持自己的体重,头、颈和躯干向上方侧屈,用健腿将患腿移到床缘下,改用健手支撑,使躯干直立。

2)独立从患侧坐起

方法一:体型偏瘦病人对掌十指交叉握手,并上举上肢伸肘90°,抬起健侧腿,并向前摆动,健侧上肢向前摆动,不应抓住床边缘把自己拉过去,病人转向患侧;病人健足带动患足一并移向床沿,用健手将患臂置于胸前,用健侧上肢横过胸前置于床面上支撑,侧屈起身、坐直。

方法二:体型偏胖病人对掌十指交叉握手,并上举上肢伸肘90°,抬起健侧腿,并向前摆动,健侧上肢向前摆动,不应抓住床边缘把自己拉过去,病人转向患侧;病人健足带动患足一并移向床沿,健侧上肢放于患侧腋下,健手推床面将身体推离床,双手撑床面。两足平放于地面。

3)辅助坐起:病人仰卧,患侧上肢放于腹上,健足放于患侧足下呈交叉状。护理人员双手分别扶于病人双肩,缓慢帮助病人向健侧转身,并向上牵拉病人双肩。病人同时屈健肘支撑身体,随着病人躯体上部被上拉的同时病人伸健肘,手撑床面。健足带动患足一并移向床沿,两足平放于地面,整理成功能位。

（2）脊髓损伤病人卧→坐指导训练

1)四肢瘫（C6 完全性损伤）病人独立坐起:病人仰卧,上举双臂,用力左右摆动躯干,利用惯性将一侧上肢甩过身体至对侧成侧卧位;先用下侧肘支撑床面,然后变成双手支撑床面,抬起上身,并保持平衡,移动上身靠近下肢;用上侧上肢用力勾住膝关节,同时将另一侧肘弯曲、伸展并将肘逐步移近躯干,取得平衡,通过此动作将上身靠近双腿;将双手置于体侧,慢慢交替将双手向前移动,直至体重移到双下肢上,完成坐起动作。

2)截瘫病人独立坐起:双上肢同时用力向一侧摆动,躯干转向一侧;翻向一侧的手和对侧肘支撑床面,然后伸展肘关节,用手支撑床面,并逐步靠近身体,另侧手移至身体同侧;将双手置于体侧,伸肘至长坐位。

3)脊髓损伤病人一人协助坐起:病人呈仰卧

位,双上肢置于身体两侧,双臂肘关节屈曲支撑于床面上,协助者站在病人侧前方,以双手扶托病人双肩并身上牵拉;嘱病人利用双肘的支撑抬起上部躯干后,逐渐改用双手掌撑住床面,支撑身体坐起;调整坐姿,保持舒适坐位。

5. 坐—立转移指导训练

（1）偏瘫病人独立坐位→站立位训练:病人坐于床边,双足分开与肩同宽,两足跟落后于两膝,患足稍后,以利负重及防止健侧代偿;双手Bobath握手,双臂前伸;躯干前倾,使重心前移,当双肩向前超过双膝位置时,抬臀,伸展膝关节,慢慢站起,立位时双腿同等负重。

（2）偏瘫病人一人协助坐位→站立位训练:病人坐于床边,双足分开与肩同宽,两足跟落后于两膝,患足稍前,以利负重及防止健侧代偿;双手Bobath握手,双臂前伸;协助者站在偏瘫侧,面向病人,指引病人躯干充分前倾,髋关节尽量屈曲,重心向患腿移动;协助者一手放于患膝上,重心转移时帮助把患膝向前拉,另一手放在同侧臀部帮助抬起体重;病人伸髋伸膝,抬臀离开椅面,慢慢站起。

6. 床-椅转移指导训练　站立位转移法:靠背椅子放到床旁,与床呈30°~45°夹角或与床头平行协助病人坐于床边,双脚着地,躯干前倾;操作者面向病人站立,协助病人从坐位到站位;病人站稳以后,操作者以足为轴慢慢旋转躯干,使

病人背部转向椅子,臀部正对靠背椅正面,使病人慢慢弯腰,坐至椅上;将病人双脚踏地板上,双膝分开与肩同宽。

【注意事项】

1.病人教育与配合

(1)床上运动及转移指导训练时,注重病人心理取得配合。体位转移前消除病人的紧张、对抗心理,以配合转移,护理人员应详细讲解转移的方向、方法和步骤,使病人处于最佳的起始位置。

(2)转移前,向病人家属说明转移的要求和目的,取得家属理解和配合;转移前后注意观察全身皮肤情况及肢体血液循环情况,有引流管者要事先固定好导管,以防滑脱。

(3)病人和操作者采用较大的站立支撑面,以保证转移动作的稳定性,操作者在病人的重心附近进行协助,要注意搬移的正确姿势。

(4)由于长期卧位,病人在行坐位训练时极易出现体位性低血压,为了预防该类情况出现,应早期使用靠背床或摇床,通过逐步增加靠背角度来训练病人坐起,一般两周左右可以完全坐起。

2.转移指导训练注意事项

(1)转移中,应做到动作协调轻稳,不可拖拉,注意病人安全,并鼓励病人尽可能发挥自己的残存能力,同时给予必要的指导和协助,每次协助仅给予最小的帮助,并依次减少辅助量,最终使病人独立完成,并向病人分步解释动作顺序及要求,以获得病人主动配合。

(2)互相转移时,两个平面之间的高度尽可能相等,两个平面应尽可能靠近,两个平面的物体应稳定:如轮椅转移时必须先制动,椅子转移时应在最稳定的位置。

(3)偏瘫病人坐 - 立转移、床 - 椅转移过程中,协助者站于病人正面或患侧,保护患肢,协助者用双膝扶持病人的患膝,防止患膝"打软"。

(4)转移前,帮助或指导病人穿着合适的鞋、袜、裤子,以防跌倒。转移后,注意保持病人体位的正确、稳定、舒适和安全。

(5)尽量让病人独立完成体位转移,被动转移应作为最后选择的转移方法。肢体功能障碍较重和认知障碍病人,不要勉强进行独立转移活动。

(6)转移频繁或转移距离过远,难以依靠一个人的帮助完成时,选择合适的转移工具。观察病人的主观反应。

四、有效咳嗽的指导训练技术

【定义与目的】

1. **定义** 有效咳嗽训练是由医务人员指导病人掌握有效咳嗽的正确方法,有助于气道远端分泌物痰液排出,从而有利于改善肺通气,保持呼吸道通畅,减少反复感染,改善病人肺功能。

2. **目的** 有效的咳嗽是为了排除呼吸道阻塞物并保持肺部清洁,是呼吸系统疾病康复治疗的一个组成部分。

(1)保持呼吸道通畅,避免痰液淤积。

(2)有效排除气道分泌物,促进病情恢复。

(3)预防感染,减少术后并发症。

【适应证与禁忌证】

1. **适应证** 神志清醒、能够配合、痰多黏稠不易咳出和手术病人。

2. **禁忌证**

(1)咯血、年老体弱者不能耐受者。

(2)脑出血急性期(7~10 天),颅内动脉瘤或动静脉畸形,颅内手术后 7 天以内。

(3)有活动性内出血、咯血,低血压、肺水肿,心血管不稳定、近期有急性心肌梗死、心绞痛史。

（4）未引流的气胸、近期有肋骨骨折或严重骨质疏松、脊柱损伤或脊柱不稳者。

（5）胸壁疼痛剧烈，肿瘤部位，肺栓塞等。

【操作流程】

操作流程见图 4-1。

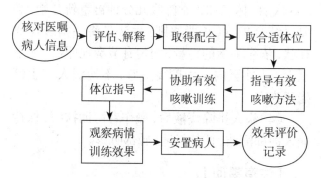

图4-1　有效咳嗽的指导训练流程图

【操作要点】

1.操作准备

（1）按规定着装，洗手、戴口罩。

（2）环境符合操作要求，必要时用屏风遮挡。

（3）物品准备：听诊器、痰杯、纸巾，必要时备枕头。

（4）评估：评估病人病情、意识状态、咳嗽能力、生命体征、痰液检查结果、配合能力等。

2. 有效咳嗽指导训练

（1）指导病人于舒适和放松的体位,指导病人缓慢深吸气,短暂闭气,关闭声门,增加胸内压;迅速打开声门,用力收腹将气体排出,同时引起咳嗽。一次吸气,可连续咳嗽3声。

（2）停止咳嗽,缩唇将余气尽量呼出。

（3）再缓慢深吸气,重复以上动作,连续做2~3次后,休息和正常呼吸几分钟再重新开始,必要时结合拍背(拍背原则:手法是将手指合拢成杯状,依靠手腕的力量,均匀有节奏地叩击,从下至上、从外至内。力度要适宜,不使病人产生疼痛感为宜)。

（4）病人排除痰液后,操作者协助抹痰,保持病人面部清洁,体位舒适,肺部听诊。

【注意事项】

1. 病人教育与配合

（1）有效咳嗽训练前要做好健康教育,讲解有效咳嗽训练的意义、目的;训练时避免病人情绪紧张,做好解释工作,取得病人的配合。

（2）告知病人,做好准备。痰液黏稠不易咳出者,可先用雾化吸入祛痰药(沐舒坦、糜蛋白酶)稀释痰液,或应用支气管舒张剂,必要时先吸痰再雾化。

（3）无心肾功能不全者每日饮水 1500ml 以上,避免甜食。

2.有效咳嗽体位正确

（1）根据病情需要，取舒适体位，先行 5~6 次深呼吸，于深吸气末屏气，继而咳嗽数次使痰液到咽部附近，再用力咳嗽将痰液排出。

（2）病人取坐位，两腿上置一枕头，顶住腹部（促进膈肌上升），咳嗽时身体前倾，头颈屈曲，张口咳嗽将痰液排出。

（3）嘱病人取侧卧深屈膝位，有利于膈肌、腹肌收缩和增加腹压，并经常变换体位有利于痰液咳出。

3.有效咳嗽训练时注意事项

（1）避免阵发性咳嗽，连续咳嗽 3 声后应注意平静呼吸片刻。有脑血管破裂、栓塞或血管瘤病史者应避免用力咳嗽。

（2）根据病人体型、营养状况、咳嗽的耐受程度，合理选择有效咳嗽训练的方式、时间和频率。一般情况下应安排在病人进餐前 1~2 小时或餐后 2 小时，持续鼻饲病人操作前 30 分钟应停止鼻饲。

（3）检查病人胸腹部有无伤口，并采取相应的措施，避免或减轻因咳嗽而加重伤口的疼痛。嘱病人轻轻按压伤口部位，亦可用枕头按住伤口，以抵消或抵抗咳嗽引起伤口局部的牵拉和疼痛。

（4）遵循节力、安全的原则。操作过程中密切观察病人意识及生命体征变化。

（5）有效咳嗽排痰的评价指标：痰量减少，每日＜25ml；病变部位呼吸音改善，无湿啰音；病人对治疗反应良好；血氧饱和度好转；胸片改善。

五、胸部排痰的指导训练技术

【定义与目的】

1. 定义　胸部排痰是指采用有效咳嗽、用手按压及叩打胸背部、应用旋转振动仪或利用重力原理借助合适的体位,将肺部病灶置于高位等方法,使积聚在肺部的痰液引流到大气管,再经口咳出的技术。

2. 目的　促进分泌物的排出,改善肺通气,提高通气血流比值,防止或减轻肺部感染,维护呼吸道通畅,减少反复感染,改善肺功能。

【适应证与禁忌证】

1. 适应证

（1）身体虚弱、高度疲乏、麻痹或有术后并发症而不能咳出肺内分泌物者。

（2）慢性气道阻塞、病人发生急性呼吸道感染以及急性肺脓肿。

（3）长期不能清除肺内分泌物,如支气管扩张、肺囊性纤维化。

2. 禁忌证

（1）内科或外科急症病人。

（2）年迈及一般情况极度虚弱、无法耐受所需的体位。

（3）疼痛明显或不合作的病人。

（4）抗凝治疗中的病人。

（5）胸廓骨折、近期脊柱损伤或脊柱不稳、近期大咯血和严重骨质疏松的病人。

（6）明显呼吸困难及患有严重心脏病的病人。

（7）脑出血急性期（7~10 天），颅内动脉瘤或动静脉畸形，颅内手术后 7 天以内。

（8）胸壁疼痛剧烈、肿瘤部位、肺栓塞、栓子。

【操作流程】

操作流程见图5-1。

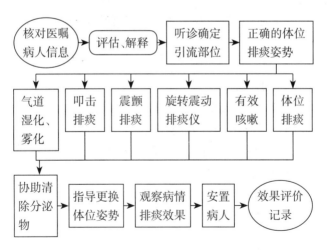

图5-1　胸部排痰的指导训练流程图

【操作要点】

1. 操作准备

（1）用物准备：病床或治疗床，足够的枕头，痰杯。

（2）环境准备：空气清洁，安静。时间安排在两餐之间。

（3）人员准备：着装整洁、洗手、戴口罩。

（4）评估：评估病人病情、意识状态、咳嗽能力、生命体征、血气分析、痰液检查结果、配合能力等；听诊双肺呼吸音，阅读胸部 X 线片，以确定肺部体征及引流部位。

2. 气道湿化

适用于痰液黏稠不易咳出者，可先用雾化吸入祛痰药（沐舒坦、糜蛋白酶）稀释痰液，或应用支气管舒张剂。

3. 叩击震颤

适用于长期卧床，痰液黏稠不易咳出和长期建立人工气道的病人。

（1）叩击：借助叩击机械原理，叩击背部，促进附着在气管、支气管、肺内的分泌物松动以利其排出，以利肺炎控制，以防肺泡萎缩和肺不张。餐前 30 分钟或餐后 2 小时进行，病人侧卧位或坐位，叩击部位垫薄毛巾，手指并拢，掌心空虚成杯状，掌指关节屈曲 120°，指腹与大小鱼肌着落，利用腕关节的力量，有节律叩击，在病人呼气时在肺段相应的胸壁部位进行有节奏的叩击，每个部位 2~5 分钟，80~120 次 / 分。原则：从下至上，从外向内,从背部第十肋间隙,胸部第六肋间隙开始。

(2)震颤:借助震颤机械原理,促进附着在气管、支气管、肺内的分泌物松动,有助于纤毛系统清除分泌物,叩击拍打后治疗者两手交叉或重叠按在病变部位,并压紧指导病人深吸气后缓慢呼气,在呼气末时做快速、轻柔的抖动,连续3~5次。

4. 旋转振动排痰仪 按仪器说明书操作,其优点是体位摆放灵活,操作力度和频率可调控,低频冲击力可到达小支气管,有垂直力和水平力,易于痰液的排出。

5. 有效咳嗽 适用于神志清楚,能配合,痰多黏稠不易咳出的病人。训练方法同上。

6. 吸痰 病情危重或存在意识障碍、年老体弱者或新生儿,人工气道等不能进行有效排痰者。

7. 排痰后再次听诊肺部,评估效果。

8. 清洁病人面部,协助摆放舒适体位。

【注意事项】

1. 病人教育与配合

(1)排痰前讲解过程及配合要点,消除病人紧张情绪,嘱病人全身放松,保持自然呼吸。

(2)健康教育:告知病人体位引流排痰的目的和方法,体位引流过程中的配合要点,正确的咳痰方法及体位引流排痰的注意事项等。

（3）阅读胸部 X 线片确定病灶部位、胸部听诊确定病灶集中部位（上中下肺，特别注意肺底听诊，每个部位听一个呼吸周期），判断病人哪一段肺部需要体位排痰。

2.胸部排痰操作注意事项

（1）叩击震颤至少在饭后 2 小时进行，避免发生呕吐，避开乳房、脊柱、骨突处、肾脏等部位，注意叩击的力度，用力不可过猛，以免肋骨骨折、肺泡破裂，同时鼓励病人有效咳嗽，根据其耐受情况，操作可持续 5~15 分钟，加震颤共 15~20 分钟，每日 2~3 次，若痰多，可增加次数，若操作中出现呼吸困难与发绀，立即停止，给予吸痰 / 吸氧。

（2）有效咳嗽训练时注意：有伤口者，双手或枕头按于切口两侧，减轻疼痛；可让病人取屈膝仰卧位，以借助腹肌、膈肌力量咳嗽；颈椎损伤者，护士双手在其上腹部施加压力以替代腹肌力量；若出现发绀、气促、痰液梗阻，立即吸痰 / 吸氧。

（3）无心肾功能不全者每日饮水 1500ml 以上，忌甜食。

（4）保持环境舒适、洁净，室内定时通风，室温保持 18~25℃，湿度 50%~60%，尽量减少烟尘对呼吸道黏膜的刺激。

六、体位排痰的指导训练技术

【定义与目的】

1. 定义 体位引流是指对分泌物的重力引流，配合使用一些胸部手法治疗。如拍背、震颤等，多能获得明显的临床效果。治疗者可参照胸部 X 线片跟踪肺内分泌物的方法，并通过血气分析监测肺内分泌物清除效果，提供血氧饱和度的客观数据。

2. 目的 利用重力原理，改变病人的体位有利于分泌物排出，从而有利于改善肺通气，提高通气血流比值，防止或减轻肺部感染，维护呼吸道通畅，减少反复感染，改善病人肺功能。

【适应证与禁忌证】

1. 适应证

（1）身体虚弱、高度疲劳、麻痹或有术后并发症而不能咳出肺内分泌物者。

（2）慢性气道阻塞、病人发生急性呼吸道感染以及急性肺脓肿。

（3）长期不能清除肺内分泌物，如支气管扩张、肺囊性纤维化。

2.禁忌证

（1）年迈及一般情况极度虚弱、无法耐受所需的体位、无力排除分泌物。

（2）抗凝治疗中的病人。

（3）胸廓或脊柱骨折、近期大咯血和严重骨质疏松、急性心梗。

【操作流程】

操作流程见图6-1。

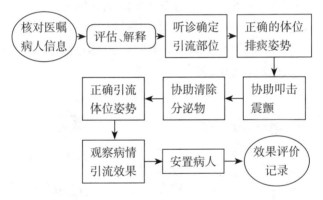

图6-1　体位排痰的指导训练流程图

【操作要点】

1.体位引流操作准备

（1）健康教育：排痰前讲解体位引流目的、方法，消除病人的紧张情绪，使病人能很好地配合，令病人全身放松，自然呼吸。

（2）评估：训练前首先体格检查和功能评估。

1）病人：神志、认知、生命体征，实验室检查和辅助检查结果、配合度。

2）环境：空气清洁，安静。体位排痰训练时间安排在清晨或餐后2小时。

（3）采用触诊、叩诊、听诊等方法判断病人肺部哪一段的痰液需要引流。

2.体位引流

（1）根据病变部位采取不同姿势作体位引流。如病变在两肺上叶，则采取坐位或其他适当姿势；如病变在左肺上叶舌叶段和右肺中叶取头低足高30°；如左下肺叶和右下肺叶取头低足高位45°，以利引流（图6-2）。

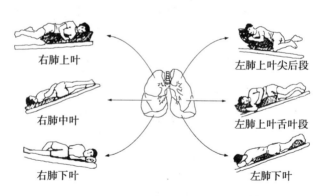

右肺上叶　　　　　　左肺上叶尖后段

右肺中叶　　　　　　左肺上叶舌叶段

右肺下叶　　　　　　左肺下叶

图6-2　体位引流图

（2）若引流5~10分钟仍未咳出分泌物，则进行下一个体位姿势，总时间不超过30~45分钟，一般上、下午各一次。

3. 评估与记录

（1）评估在引流过的肺叶（段）上听诊呼吸音的改变。

（2）记录：痰液潴留的部位，颜色、质感、数量及气味。

（3）病人对引流的耐受程度，血压、心率情况，呼吸模式，胸壁扩张的对称性等。

（4）恢复合适体位，评估引流效果并记录。

【注意事项】

1. 病人教育与配合

（1）排痰前讲解体位引流目的、方法消除病人的紧张情绪，使病人能很好地配合。

（2）体位排痰期间认真做好宣教，使病人认识到即使引流时未咳出痰液，未必无效，松动的痰液可能需要 30~60 分钟才能咳出，坚持训练则利于痰液咳出。

（3）认真做好康复教育，告诉病人体位排痰期间应配合饮温水、雾化吸入，使痰液稀释，利于排出。

（4）看胸部 X 线片确定病灶部位、胸部听诊确定病灶集中部位（上中下肺，特别注意肺底听诊，每个部位听一个呼吸周期），判断病人哪一段肺部需要体位排痰引流。

2. 体位引流的注意事项

（1）体位引流排痰：适用于支气管 - 肺疾病有

大量痰液的病人。原则是抬高患肺位置，使引流支气管开口向下，根据病变部位及病人自身体验，采取相应体位，先引流痰液较多的部位，然后进行另一部位。引流过程中鼓励病人做深呼吸及有效咳嗽，并辅以叩击震颤，每次引流 15 分钟，每天 1~3 次；引流过程中应有护士或家人协助，防坠床；引流中注意观察病人反应，若出现咯血、头昏、发绀、呼吸困难、出汗、脉搏细速、疲劳等情况应立即停止引流。

（2）体位引流时，尽可能让病人舒适放松，轻松呼吸，不能过度换气或呼吸急促；引流体位不宜刻板执行，必须采用病人既能接受，又易于排痰的体位；随时观察病人面色及表情，病人不适时注意随时调整姿势或停止引流；引流过程中专人守护，备齐吸痰用物，防窒息，防坠床；引流结束后让病人缓慢坐起并休息一会儿，防止出现体位性低血压。

（3）训练过程中避免阵发性咳嗽，连续咳嗽 3 声后应注意平静呼吸片刻。有脑血管破裂、栓塞或血管瘤病史者应避免用力咳嗽。

（4）引流时间应安排在早晨清醒后进行，因为夜间支气管纤毛运动减弱，气道分泌物易于睡眠时潴留。

七、呼吸功能的指导训练技术

【定义与目的】

1. 定义 呼吸功能训练是指保证呼吸道通畅、提高呼吸肌功能、促进排痰和痰液引流、改善肺和支气管组织血液代谢、加强气体交换效率的训练方法。常用技术是缩唇呼吸和胸 - 腹肌呼吸动作的配合以减慢呼吸频率和改善呼吸肌的协调。呼吸功能训练技术包括：缩唇呼吸、前倾体位和控制性腹式呼吸。

2. 目的

（1）通过对呼吸运动的控制和调节来改善呼吸功能，尽可能恢复有效的腹式呼吸。

（2）增加呼吸肌的随意运动，提高呼吸容量，改善氧气吸入和二氧化碳排出。

（3）通过主动训练改善胸廓的顺应性，提高病人心肺功能和体力活动能力。

【适应证与禁忌证】

1. 适应证

（1）慢性阻塞性肺疾病，主要为慢性支气管炎和肺气肿。

（2）慢性限制性肺疾病，包括胸膜炎后、胸部手术后。

（3）慢性肺实质疾病，如肺结核、尘肺。

（4）哮喘及其他慢性呼吸系统疾病伴呼吸功能障碍者。

2. 禁忌证

（1）临床病情不稳定、感染尚未被控制的病人。

（2）呼吸衰竭的病人。

（3）评估病人训练时可能导致病情恶化，也不宜进行呼吸功能训练。

【操作流程】

操作流程见图7-1。

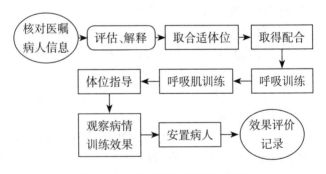

图7-1　呼吸功能指导训练流程图

【操作要点】

1. 缩唇呼吸训练法

（1）体位：取端坐位，双手扶膝。

（2）口唇缩成"吹口哨"状。吸气时让气体从鼻孔进入。每次吸气后不要急于呼出,宜稍屏气片刻再行缩唇呼气;呼气时缩拢口唇呈吹哨样,使气体通过缩窄的口形徐徐将肺内气体轻轻吹出,每次呼气持续 4~6 秒。吸气和呼气时间比为 1:2。每天练习 3~4 次,每次 15~30 分钟。

　2. 腹式呼吸训练法　强调膈肌呼吸为主的方法,以改善异常呼吸模式,提高膈肌的收缩能力和收缩效率,使病人的胸式呼吸变为腹式呼吸。可运用腹式呼吸 + 缩唇呼气训练。

（1）体位:病人取卧位或坐位(前倾依靠位);也可采用前倾站位。让病人正常呼吸尽量放松身体。

（2）先闭口用鼻深吸气,此时腹部隆起,使膈肌尽量下移,吸气至不能再吸时稍屏息 2~3 秒(熟练后可适当逐渐延长至 5~10 秒);然后缩唇缓慢呼气,腹部尽量回收,缓缓吹气达 4~6 秒。同时双手逐渐向腹部加压,促进横膈上移;也可将两手置于肋弓,在呼气时加压以缩小胸廓,促进气体排出。

（3）呼吸要深而缓,要求呼气时间是吸气时间的 2~3 倍。深呼吸训练的频率为 8~10 次 / 分,持续 3~5 分钟,每天数次,熟练后增加训练次数和时间。

　3. 呼吸肌训练

（1）吸气阻力训练

1）病人持手握式阻力训练器吸气，训练器有各种不同直径的管子。

2）不同直径的管子在吸气时气流的阻力不同，管径愈窄则阻力愈大。

3）根据病人可接受的前提下，首先选取管径较粗的进行吸气训练，开始训练 3~5 分 / 次，3~5 次 / 天，以后训练时间可逐步增加至 20~30 分 / 次。

（2）呼气肌训练

1）腹肌训练：病人取仰卧位，上腹部放置 1~2kg 的沙袋，吸气时肩和胸部保持不动并尽力挺腹，呼气时腹部内陷。仰卧位下做双下肢屈髋屈膝，两膝尽量贴近胸壁的训练，以增强腹肌力量。

2）吹蜡烛法：将点燃的蜡烛放在口前 10cm 处，吸气后用力吹蜡烛，使蜡烛火焰飘动，每次训练 3~5 分钟，休息数分钟，再反复进行。

3）病人持手握式阻力训练器进行呼气训练，提高呼气肌能力。

【注意事项】

1. 病人教育与配合

（1）训练前要做好病人健康教育，讲解呼吸功能训练的意义、目的；训练时避免病人情绪紧张，做好解释工作，取得病人的配合。

（2）训练方案应因人而异，在训练过程中循序渐进，鼓励病人持之以恒，锻炼终身。

（3）评估病人，制定具体训练计划。训练时间安排在两餐之间。

（4）用物准备：简易呼吸训练器、蜡烛。

2. 体位选择

（1）体位的选择：选用放松、舒适的体位。合适的体位可放松辅助呼吸肌群，减少呼吸肌耗氧量，缓解呼吸困难症状，稳定情绪，固定和放松肩带肌群，减少上胸部活动，有利于膈肌移动等。

（2）头低位和前倾位

1）头低位是让病人仰卧于已调整为倾斜的床上或平板床上，并同时垫高床脚（同体位引流时姿势）。

2）前倾位是病人坐位时保持躯干前倾斜20°~45°，为保持平衡，病人可用手肘支撑于自己的膝盖或桌子上，立位或散步时也可前倾位，也可用手杖或扶车来支撑。

3. 呼吸功能训练时注意事项

（1）每次练习腹式呼吸次数不宜过多，即练习 2~3 次，休息片刻再练，逐步做到习惯于在活动中进行腹式呼吸。各种训练每次一般为 5~10 分钟，以避免疲劳。

（2）放松呼气时必须被动，避免腹肌收缩，将双手置于病人腹肌上，判断腹肌有无收缩。

（3）注意观察病人的反应：训练时不应该有任何不适症状，锻炼次日晨起时应该感觉正常，如果出现疲劳、乏力、头晕等，应暂时停止训练。

（4）病情变化时应及时调整训练方案，避免训练过程中诱发呼吸性酸中毒和呼吸衰竭。

（5）训练时适当给氧，可边吸氧边活动，以增强活动信心。

4. 教会病人掌握呼吸训练技巧

（1）缩唇呼吸需要鼓励病人全身放松，由鼻吸气，然后由撅起的嘴唇缓慢且完全地呼气。呼出的气流能使距口唇 15~20cm 处的蜡烛火焰倾斜而不熄灭为宜。

（2）腹式呼吸法需病人腹肌松弛，双手分别放于胸前、腹部，胸廓尽量保持不动，稍用力加压腹部，用鼻腔深吸气时腹部隆起，屏气 1~2 秒，缩唇像吹口哨一样呼气，腹部尽量回收，缓缓吹起达 4~6 秒，呼吸要深而缓，要求呼气时间是吸气时间的 2~3 倍。

（3）指导训练缩唇呼吸与腹式呼吸锻炼联合应用，可以改善呼吸困难；避免憋气和过分减慢呼吸频率，以防诱发呼吸性酸中毒。

八、肌力与耐力增强的指导训练技术

【定义与目的】

1. **定义** 增强肌力与耐力训练技术是指运用各种康复训练方法,逐步增强肌力和肌耐力,改善机体运动功能,预防各种骨关节疾病及术后的肌肉萎缩、促进肌肉功能恢复的康复技术。

2. **目的** 增强肌力,使原先肌力减低的肌肉通过肌力训练,肌力得到增强;增强肌肉耐力,使肌肉能维持长时间的收缩;功能训练前的准备,通过肌力训练使肌力增强,为以后的平衡、协调、步态等功能训练做准备。

【适应证与禁忌证】

1. **适应证** 失用性肌萎缩、肌源性肌萎缩、神经源性肌萎缩、关节源性肌无力、其他原因引起的肌肉功能障碍等。

2. **禁忌证** 各种原因所致关节不稳、骨折未愈合并未做内固定、骨关节肿瘤、全身情况较差、病情不稳定者、严重心肺功能不全等。

3. 有心血管疾病病人、老年人、体弱者应在治疗师指点下训练,密切观察病人的情况,严防意外发生。

【操作流程】

操作流程见图 8-1。

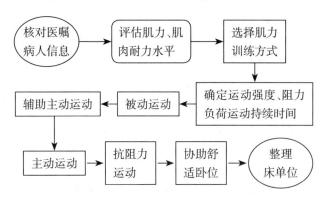

图8-1 肌力与耐力增强的指导训练流程图

【操作要点】

1. 操作准备

（1）用物准备：根据病人不同肌肉功能障碍情况选择不同的训练方法和仪器。有哑铃、沙袋、实心球；弹性阻力装置；滑轮系统；等张力矩壁组件；可变阻力装置；等长肌力训练装置；等速肌力训练装置等。徒手肌力训练时一般不需要仪器设备。

（2）人员准备：操作人员着装整洁、洗手、戴口罩。

（3）遵医嘱评估病人现存的肌力水平；选择

合适的肌力训练方式。

（4）操作者备齐用物至病人床旁，核对病人，协助病人取适合训练的舒适体位。

（5）协助病人做简单的准备活动，使肌肉处于适当的兴奋状态。

2. 训练方法

（1）被动运动：只能改善关节活动范围，没有任何增强肌力的作用，适用于肌力 0 级的病人。

（2）辅助主动运动：是指在肌肉去除肢体自身重量的条件下，能主动收缩使关节运动，适用于肌力 2 级的病人，分为徒手辅助主动运动、悬吊辅助主动运动、滑板上辅助主动运动三类。

（3）主动运动：在动作完成过程中，没有助力参与，也没有阻力，通常在肌力 2 级时把肢体放在去除重力的位置上进行，肌力 3 级或以上时，可以让病人肢体放在抗重力位置上进行。

（4）抗阻力运动：是克服外阻力的一种主动运动，常用于肌力达到或超过 3 级的病人，根据肌肉收缩类型进行等张抗阻运动和等速抗阻运动。

（5）确定运动强度，阻力负荷及运动持续时间，给予适当的言语命令，以增加训练效果。

（6）运动重复次数，间隔一定的休息，逐渐增加训练次数。

（7）协助取舒适休息体位，整理床单元，观察病人主观反应。

（8）整理用物，记录执行时间、训练后反应及肌力情况。

【注意事项】

1. 选择合适的训练方法、强度

（1）合理选择训练方法：增强肌力的效果与选择的训练方法直接有关。训练前应先评估训练部位的关节活动范围和肌力是否受限及其程度，并根据肌力现有等级选择运动的方法。

（2）合理调整运动强度：运动强度包括重量和重复频率。应根据病人的状况随时调整训练的强度、时间，记录病人的训练情况，包括训练时病人对运动负荷的适应能力、训练的运动量是否适合、训练中病人的状况、在训练前后随时测试肌力的进展情况。病人锻炼时的最大抗阻重量应该适当，小于病人的最大收缩力，施加的重量或阻力应恒定，避免突然的暴力或阻力增加。

（3）避免过度训练：肌力训练时应该在无痛的前提下进行。以训练后第二天不感到疲劳和疼痛为宜，次日晨的酸痛或疲劳增加说明运动量过。根据病人全身状况（素质、体力），局部状况（关节活动、肌力强弱），选择训练方法，每天训练1~2次，每次20~30分钟，可以分组练习，中间休息1~2分钟。护理人员应做好解释工作，并详细询问训练当时及次日晨病人的反应，做到及时调整训练方案。

2.训练前准备及训练前后观察反应

（1）训练前准备：训练前进行准备活动和放松活动，将运动的肌肉、韧带、关节和心血管系统预热，避免突然运动导致适应障碍和合并症。

（2）注意心血管反应：运动时心血管将有不同程度的应激反应。特别是等长抗较大阻力运动时，具有明显的升血压反应，加之等长运动伴有憋气，对心血管造成额外的负荷。因此，有高血压、冠心病或其他心血管疾病者应禁忌在等长抗阻运动时过分用力或憋气。

九、盆底肌功能的指导训练技术

【定义与目的】

1. 定义 盆底是支撑盆腔器官(膀胱、子宫、部分肠管)于正常位置。盆腔肌肉控制着膀胱和直肠功能,其断裂或功能不良即可引起疾病,盆底肌肉的康复训练就是有意识、有节律地做骨盆底肌的收缩与放松运动。

2. 目的 盆底肌肉因疾病或产后导致松弛是尿失禁主要原因,盆底肌肉松弛后尿失禁可继发泌尿系感染,肾盂扩张积水,最终造成肾脏功能受损或衰竭。盆底肌肉康复训练的目的是提高盆底核心肌群肌力,改善尿失禁发生情况。妇女进行产后盆底肌肉康复训练,能提高盆底肌肉核心力量,减少尿失禁发生率,改善盆腔器官脱垂。

【适应证与禁忌证】

1. 适应证

(1)各类型性尿失禁。

(2)精癃(良性前列腺增生)术后康复病人。

(3)尿道、生殖道修补术辅助治疗。

(4)膀胱肿瘤(尿血)根治、原位回肠代膀胱术后康复病人。

（5）中、晚期妊娠及产后妇女。

2.禁忌证

（1）过度肥胖。

（2）老年痴呆症。

（3）严重的糖尿病。

（4）心律失常或心功能不全的病人。

（5）膀胱出血（血尿）、尿路感染急性期和肌张力过高者。

【操作流程】

操作流程见图 9-1。

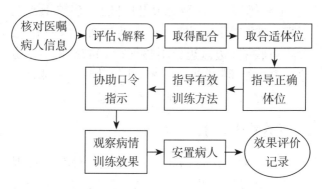

图9-1　盆底肌功能的指导训练流程图

【操作要点】

1.盆底肌肉训练前准备

（1）训练前准备：排空膀胱、全身放松。

（2）评估：训练前、训练后分别评定病人日排尿次数、平均膀胱容量、最大排尿量、残余尿量、生存质量评分和国际下尿路症状（LUTS）评分等。

2.盆底肌肉训练方法

（1）体位：坐位、站位、卧位。

（2）收缩部位：收缩及夹紧肛门口与尿道口（女性尿道口、阴道口），就像忍住大小便一样。

（3）持续时间：收缩与放松肌肉各维持5~10秒。

（4）训练次数：每日至少5次，每次5~10个轮回。初期练习先从每日5次，逐步增加至每日10次。

（5）练习口诀：双膝分开前倾坐，想象正要坐起来；刻意收缩会阴口，努力维持到10秒；渐觉会阴有收缩，边做边数不憋气；12345678910，还原坐直松松腰；再来练习多一回，数到五回休息。

（6）配合仪器、物理治疗训练盆底肌。

【注意事项】

1. 盆底肌肉运动并不是腹部的收缩运动，因此在做运动时，请您用手摸摸腹部，腹部无明显的起伏、震动，您的收缩运动就做正确了。

2. **用手指感觉收缩** 您也可以用一根手指放入肛门口或阴道口来感觉收缩的情形，手指感觉收紧和放松，那么您的方法正确了。

3. 收缩同时，保持正常呼吸（收紧时不可屏气）；不受时间、地点、姿势的影响和限制，随时随地都可以做。

4.盆底肌肉训练是促进全子宫切除病人快速康复的简单、经济、易行办法，可作为一个妇科加速康复技术优化入临床护理路径，并在临床推广应用。

5.**盆底肌肉训练要坚持** 告知病人坚持训练3个月至半年，才会看出效果，长期坚持运动训练效果更佳。

十、关节活动度的指导训练技术

【定义与目的】

1. 定义　关节活动度障碍指各种原因导致的肢体活动减少或制动所致的失用;或关节内外的创伤、炎症和手术,以及肌肉肌腱挛缩引起的关节内外粘连。关节活动度训练是通过被动、主动 - 辅助、主动、连续被动运动等关节活动、用力收缩完成关节活动的训练。

2. 目的　关节活动训练的目的是使挛缩与粘连的纤维组织延长,维持或增加关节活动范围,以利于病人完成功能性活动。

（1）被动关节活动度训练:降低制动导致的关节和周围软组织挛缩;保持肌肉弹性;促进血液循环;缓解或抑制疼痛;促进损伤或术后愈合过程。

（2）主动 - 辅助关节活动度训练:增大关节活动度;逐步增强肌力,建立协调动作模式。

（3）主动关节活动度训练:改善与恢复关节功能;改善与恢复神经协调功能和运动技巧性。

（4）连续被动运动:减少术后并发症;改善局部血液、淋巴循环;消除肿胀、疼痛症状;促进修复;防止制动引起的粘连、挛缩。

【适应证与禁忌证】

1.适应证

（1）引起关节挛缩僵硬致关节活动受限的疾病，如骨折固定后、关节脱位复位后、关节炎病人。

（2）肢体的瘫痪，如脊髓损伤后的四肢瘫或截瘫、脑卒中后的偏瘫等。

2.禁忌证

（1）深静脉血栓。

（2）关节旁的异位骨化。

（3）心血管疾病不稳定期。

（4）肌肉、肌腱、韧带、关节囊或皮肤手术后初期。

（5）部分骨折早期；肌肉、肌腱、韧带撕裂早期。

【操作流程】

操作流程见图 10-1~4。

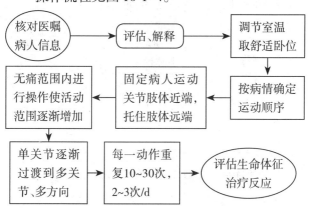

图10-1 被动关节活动度训练操作流程

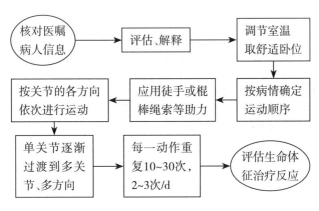

图10-2　主动-辅助关节活动度操作流程

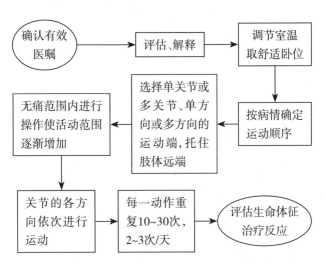

图10-3　主动关节活动度训练操作流程

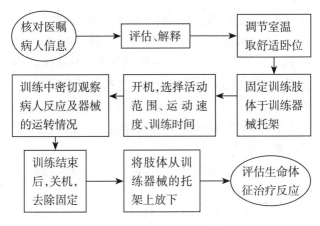

图10-4　连续被动运动操作流程

【操作要点】

1. 操作准备

（1）训练设备准备：主要为器械训练设备包括被动运动训练器、体操棍、指梯、手指活动训练器、头顶滑轮系统、滑板和悬吊装置等。连续被动运动需要专门的设备。

（2）评定：治疗人员在康复评定的基础上决定训练形式。

（3）病人处于舒适并有利于进行操作的体位，必要时除去治疗区域影响活动的衣服、敷料及夹板等固定物。

2. 选择关节活动度训练合适方法

（1）被动关节活动度训练：适用于主动运动

受限制的病人；肌力 3 级以下、长期卧床病人。

1）按病情确定运动顺序，由肢体近端到肢体远端的顺序有利于瘫痪肌的恢复，由肢体远端到肢体近端的顺序有利于促进肢体血液和淋巴回流。

2）固定病人运动关节肢体近端，托住肢体远端，避免替代运动。

3）操作在无痛范围内进行，活动范围逐渐增加，以免损伤。

4）从单关节开始，逐渐过渡到多关节训练。

5）每一动作重复 10~30 次，2~3 次 / 天。

（2）主动 - 辅助关节活动度训练：适应肌力较弱不能达到全关节活动范围的病人；体弱病人。

1）由治疗人员或病人健侧肢体通过徒手或棍棒、绳索和滑轮等作为助力。

2）助力提供平滑运动，并施加于运动的开始和终末，且随病情好转逐渐减少。

3）以病人主动用力为主，只给予完成动作的最小助力，以免助力替代主动用力。

4）以关节的各方向依次进行运动。

5）每一动作重复 10~30 次，2~3 次 / 天。

（3）主动关节活动度训练：适应肌力大于 3 级的病人；可完成主动关节活动的卧床病人。

1）根据病人情况选择进行单关节或多关节、单方向或多方向的运动。

2）在治疗人员指导下由病人自行完成所需的关节活动。必要时，治疗人员的手可置于病人需要辅助或指导的部位。

3）动作宜平稳缓慢，尽可能达到最大幅度。

4）关节的各方向依次进行运动。

5）每一动作重复 10~30 次，2~3 次 / 天。

（4）连续被动运动：适应四肢关节内、外骨折后；关节外科手术后；关节伤病。

1）将要训练的肢体放置在训练器械的托架上，固定。

2）开机，选择活动范围、运动速度和训练时间。关节活动范围在术后即刻常用短弧范围（20°~30°）训练，并根据病人耐受程度每日渐增，直至最大关节活动范围。运动速度开始时为每 1~2 分钟一个运动周期。训练时间一般每次 1~2 小时，频度为 1~3 次 / 天。

3）训练中密切观察病人的反应及器械的运转情况。

4）训练结束后，关机，去除固定，将肢体从训练器械的托架上放下。

【注意事项】

1.疼痛注意事项

（1）运动前做好健康教育，让病人了解治疗、训练的方法，对训练过程中出现的疼痛有思想准备。

（2）根据病人的爱好通过聊天、听音乐、看电视等方法在一定程度上缓解疼痛。

（3）运动时疼痛稍有加重，运动结束后疼痛持续加重，适当调整运动范围或运动量。

（4）注意观察疼痛的变化，疼痛持续加重或肢体发绀、苍白、皮肤温度降低，感觉减退、不能自主活动、或被动活动时疼痛，及时告知医生，以避免不良后果发生。

2.训练基本原则的掌握

（1）反复、逐步原则：关节活动必须采用反复多次累积才能保证软组织恢复应有弹性。为避免在训练过程中发生疼痛或新的软组织损伤，关节活动度训练还应循序渐进。

（2）安全原则：训练应在病人舒适体位下进行，并尽量使训练肢体处于放松状态；动作缓慢、柔和、平稳、有节律；训练应在无痛或病人能耐受的范围内进行，避免使用暴力，以免发生损伤；存在感觉功能障碍的病人对疼痛的敏感性较差，因此训练应特别谨慎。

（3）顺序原则：数个关节都需训练时，可依次从远端向近端的顺序进行逐一进行。

（4）综合治疗原则：配合药物和理疗镇痛或放松软组织的措施，可增加训练疗效。

（5）最大程度达到功能活动所要求的关节活动度的原则：关节活动度训练应达到功能活动所要求的关节活动度。

3. 训练的评估观察

（1）训练前全面评估，制定个体化训练方案；关节活动度的维持训练应包括全身的各个关节，每关节进行全方位的关节活动（如：肩关节的屈、伸、外展、内收、内旋、外旋）。

（2）训练时应遵循循序渐进的原则，与肌力练习同步进行。无论是主动、被动还是辅助活动都必须在训练前对病人解释清楚，以得到病人的合作。

（3）训练后监测病人生命体征、活动部分的皮温和颜色改变以及关节活动度、疼痛或运动质量的改变。评定治疗反应，必要时修改治疗方案。

十一、神经源性肠的指导训练技术

【定义与目的】

1. **定义**　神经源性直肠康复训练是针对神经系统损伤或疾病导致神经功能异常而引起直肠排便机制发生障碍的恢复性康复治疗措施。通过训练指导病人选择适合自身排便的时间、体位、方式和不随意使用缓泻剂及灌肠等方法,形成规律的大便习惯。

2. **目的**　降低病人便秘或大便失禁的发生率,降低对药物的依赖性,帮助病人建立胃结肠反射、直结肠反射、直肠肛门反射,使大部分病人在厕所、便器上利用重力和自然排便机制独立完成排便,在社会活动时间内能控制排便。

【适应证与禁忌证】

1. **适应证**
（1）神经源性直肠所致的大便失禁及便秘。
（2）神志清楚并能够主动配合康复治疗的病人。

2. **禁忌证**
（1）严重损伤或感染。

（2）神志不清或不能配合的病人。

（3）伴有全身感染或免疫力极度低下者。

（4）有显著出血倾向的病人。

【操作流程】

操作流程见图 11-1。

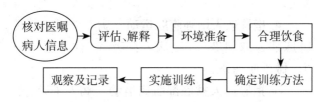

图11-1 神经源性肠康复护理的指导训练流程图

【操作要点】

1. 促进直结肠反射的建立 示指或中指戴指套，涂润滑油后缓缓插入直肠，在不损伤直肠黏膜的前提下，沿直肠壁做环形运动并缓慢牵伸肛管，诱导排便反射。每次刺激时间持续 1 分钟，间隔 2 分钟后可以再次进行。

2. 排便体位 排便常采用可以使肛门直肠角增大的体位即蹲位或坐位，此时可借助重力作用使大便易于排出，也易于增加腹压，有益于提高病人自尊、减少护理工作量、减轻心脏负担。若不能取蹲或坐位，则以左侧卧位较好。对于脊髓损伤的病人也可使用辅助装置协助排便。

3. 指导病人腹部按摩 训练病人排便时，操作者用单手或双手的示指、中指和无名指自右沿结肠解剖位置向左环行按摩。从盲肠部开始，依结肠蠕动方向，经升结肠、横结肠、降结肠、乙状结肠作环形按摩，或在乙状结肠部由近心端向远心端作环形按摩，每次 5~10 分钟，每日 2 次。

4. 指导病人增强腹肌运动 病人坐于座厕或卧床病人取斜坡位，嘱病人深吸气，往下腹部用力，做排便动作。

5. 指导病人盆底部肌肉运动 病人平卧，双下肢并拢，双膝屈曲稍分开，轻抬臀部，缩肛、提肛 10~20 次，每天练习 4~6 次。

6. 灌肠 小剂量药物灌肠 15 分钟后即会出现肠蠕动，可减少自主神经过反射的发生，适用于 T_6 以上的脊髓损伤病人。可利用有节制功能的导管装置进行灌肠，增强排便控制能力，提高病人生活质量。具体操作为：将导管插入直肠，在给药时在肛门附近利用气囊固定导管使其不易脱出，给药结束后放气囊，将导管拔出。

7. 定时评价排便情况和观察肠道康复训练效果，并记录排便情况。发现异常现象及时处理和报告。

【注意事项】

1. 病人教育与配合

（1）首先评估病人有无影响排便的因素，如病人年龄、饮食习惯、个人习惯、日常活动情况、心理因素、社会文化因素、疾病、药物、治疗和检查因素等。

（2）再评估病人是否适宜进行肠道康复训练，腹部、肛门部手术后3天内以及极度虚弱病人避免进行排便功能训练。心肌梗塞，动脉瘤的病人进行肠道康复训练时禁止用力排便。

（3）环境安静私密，避开进餐时间、查房以及接受治疗护理期间。

（4）做好健康教育：以病人能够理解的方式向其解释肠道康复训练的目的、意义及过程。

2. 注意事项

（1）膳食纤维对神经源性肠道功能促进作用：评估纤维饮食对粪便黏稠度和排便频率的影响，最初每天饮食中纤维素的含量不应少于15g。合理安排饮食，增加水分和纤维素含量高的食物，减少高脂肪、高蛋白食物的大量摄入，病情许可时每日液体摄入量不少于2000ml。

（2）手指直肠刺激易引发自主神经过反射，要注意监测病人的血压、体征。

（3）经常性的灌肠使得痔疮的发生率升高，还可导致灌肠依赖、肠穿孔、结肠炎、电解质紊乱等不良反应。要注意观察生命体征及预防并发症的发生。

（4）指导病人定时排便：根据病人既往的习惯安排排便时间，养成每日定时排便的习惯，通过训练逐步建立排便反射，也可每日早餐后30分钟内进行排便活动。

十二、神经源性膀胱的指导训练技术

【定义与目的】

1. 定义 神经源性膀胱是一类由神经性病变导致膀胱、尿道功能失常,由此而产生一系列并发症的疾病的总称。神经源性膀胱指导训练技术,是针对神经系统损伤或疾病导致神经功能异常而引起膀胱的储尿和排空机制发生障碍的恢复期康复治疗措施。主要包括:排尿习惯训练、反射性排尿训练、肛门牵张排尿及盆底肌训练。

2. 目的 保护上尿路功能,保证储尿期和排尿期膀胱压力处于安全范围内,重建或部分重建下尿路功能,促进膀胱排空,提高控尿能力,减少残余尿量,预防泌尿系感染,保护肾功能,提高病人生活质量。

【适应证与禁忌证】

1. 适应证 适用于神经功能异常病人合并膀胱控制障碍,包括脊髓损伤、脑卒中、脑外伤、周围神经损伤、糖尿病等病人。

2. 禁忌证

(1)神志不清或无法配合治疗。

（2）膀胱或尿路严重感染。

（3）严重前列腺肥大或肿瘤。

（4）病人存在以下情况，禁忌进行反射性排尿训练：①逼尿肌收缩不良；②引发非协调性排尿，膀胱内压力长时间高于 40cmH$_2$O；③膀胱 - 输尿管返流；④膀胱容量过小，复发性尿路感染持续存在。

（5）病人存在以下情况，禁忌进行代偿性排尿训练：①括约肌反射亢进；②逼尿肌括约肌失协调；③膀胱出口梗阻；④膀胱输尿管 - 肾脏返流；⑤颅内高压；⑥尿道异常；⑦有心律失常或心功能不全不适合行屏气动作者。

【操作流程】

操作流程见图 12-1。

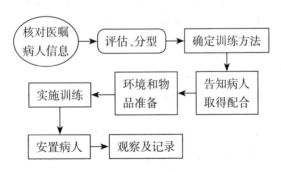

图12-1 神经源性膀胱康复护理的指导训练流程图

【操作要点】

1.操作准备

（1）准备安静、私密的环境，消除病人焦虑、紧张情绪。

（2）评估有无影响排尿的因素，如心理因素、排尿习惯、中枢神经系统疾病、泌尿系结石和肿瘤，外科手术、外科检查以及使用影响排尿的药物。

（3）评估病人的排尿活动，膀胱功能和分型，制定具体训练计划。

（4）根据训练计划，准备相应的用物。

2.排尿习惯训练

（1）详细记录病人3天的排尿情况，以确定病人排尿模式。

（2）根据排尿模式和日常习惯，确立排尿间隔时间表。

（3）排尿间隔时间不少于2小时，在预定的时间提示并协助病人排尿。

3.诱导排尿训练

（1）利用条件反射诱导排尿：能离床的病人，协助病人到洗手间，坐在座厕上，打开水笼头让病人听流水声。对需卧床的病人，放置便器，用温热毛巾外敷膀胱区或用温水冲洗会阴，边冲洗边轻轻按摩病人膀胱膨隆处。

（2）开塞露塞肛诱导排尿：采用开塞露塞肛，

促使逼尿肌收缩，内括约肌松弛而导致排尿。

4. 排尿意识训练（意念排尿） 适用于留置尿管的病人。每次放尿前 5 分钟，病人卧于床上，指导其全身放松，想象自己在一个安静、宽敞的卫生间，听着潺潺的流水声，准备排尿，并试图自己排尿，然后由陪同人员缓缓放尿。想象过程中，强调病人运用全部感觉。

开始时可由护士指导，当病人掌握正确方法后由病人自己训练，护士督促、询问情况。

5. 反射性排尿训练 导尿前半小时，通过寻找扳机点，如以手腕的力量，指腹轻轻叩击耻骨上区 / 大腿上 1/3 内侧，50~100 次 / 分，每次叩击2~3 分钟。或牵拉阴毛、挤压阴蒂 / 阴茎或用手刺激肛门诱发膀胱反射性收缩，产生排尿。

6. 盆底肌训练

（1）确定病人的尿失禁类型及配合程度。

（2）告知病人及家属盆底肌训练目的和方法，指导病人配合。

（3）病人在不收缩下肢、腹部及臀部肌肉的情况下自主收缩盆底肌肉（会阴及肛门括约肌），每次收缩维持 5~10 秒，重复做 10~20 次，每日3组。

（4）病人可以坐在马桶上，两腿分开，开始排尿，中途有意识地收缩盆底肌肉，使尿流中断，如此反复排尿、止尿，重复多次，使盆底肌得到锻炼。（详见第九节盆底肌指导训练章节）。

病人能够主动配合,手功能良好时可以独立完成训练,或由陪护者进行,以维持和改善排尿功能。

【注意事项】

神经源性膀胱指导训练首先对病人的下尿路功能进行的评估和分类,制定重建储尿和排尿功能的个体化康复护理方案。

1.排尿习惯训练注意事项

(1)确立排尿间隔时间

1)如果24小时内尿失禁超过2次,将排尿间隔时间减少半小时。

2)如果24小时内尿失禁不超过2次,保持排尿间隔时间不变。

3)如果病人48小时内都没有出现尿失禁,将排尿间隔时间增加半小时,直至达到4小时排尿一次的理想状态。

(2)防止膀胱过度充盈:逐步做到均匀摄入,并避免短时间内大量饮水,以防止膀胱过度充盈。

2.反射性排尿训练注意事项

(1)训练前必须做好初步的评估,以判断是否可以进行训练。

(2)在排尿时膀胱内压力明显增加,应确保压力在安全范围($< 40cmH_2O$),否则导致膀胱内尿液逆流,导致上尿路损害,建议慎用方法。T_6平面以上的脊髓损伤在刺激时可出现自主神经异

常反射,如发生则停用该方法。

3.盆底肌训练注意事项　做好康复健康教育,告知病人及家属盆底肌训练的目的,消除病人紧张和焦虑,提高病人配合的积极性,训练以病人不疲劳为主。

4.逼尿肌-括约肌不协同型膀胱,不适宜采用训练,要避免因训练方法不当而引起尿液返流造成肾积水。痉挛型膀胱训练时要观察有无自主神经反射亢进的临床表现,并给予及时处理。

十三、清洁间歇导尿的指导训练技术

【定义与目的】

1. 定义 清洁间歇导尿是指在清洁条件下，定时将尿管经尿道插入膀胱，规律排空尿液的方法。清洁的定义是所用的导尿物品清洗干净，将会阴部及尿道口用清水清洗干净，无需消毒，插管前使用洗手液洗净双手即可，不需要无菌操作。

2. 目的 通过间歇导尿可使膀胱间歇性充盈和排空，有利于保持膀胱容量和恢复膀胱的收缩功能，规律排出残余尿量，减少泌尿系统和生殖系统的感染，使病人的生活质量得到显著改善。

【适应证与禁忌证】

1. 适应证

（1）神经系统功能障碍，如脊髓损伤、多发性硬化、脊柱肿瘤等导致的排尿问题。

（2）非神经源性膀胱功能障碍，如前列腺增生、产后尿潴留等导致的排尿问题。

（3）膀胱内梗阻致排尿不完全。

（4）常用于下列检查：获取尿液检测的样本；精确测量尿量；用于经阴道或腹部的盆腔超声检

查前充盈膀胱；用于尿流动力学检测。

2.禁忌证

（1）不能自行导尿且照顾者不能协助导尿的病人。

（2）缺乏认知导致不能配合插管者或不能按计划导尿者。

（3）尿道生理解剖异常，如尿道狭窄，尿路梗阻和膀胱颈梗阻。

（4）可疑的完全或部分尿道损伤和尿道肿瘤。

（5）膀胱容量小于200ml。

（6）膀胱内感染。

（7）严重的尿失禁。

（8）每天摄入大量液体无法控制者。

（9）经过治疗，仍有膀胱自主神经异常反射者。

【操作流程】

操作流程见图13-1。

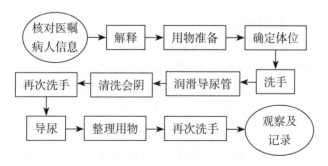

图13-1 清洁间歇导尿的指导训练流程图

【操作要点】

1.操作准备

（1）评估病人的饮水和排尿情况，既往排尿问题、膀胱充盈度、会阴部皮肤、心理状况、知识水平、配合程度等。

（2）健康教育：告知病人/家属清洁间歇性导尿的原因、目的及操作过程，鼓励病人及家属主动参与护理。

（3）在全面评估排尿情况的基础上，制订饮水计划和确定间歇排尿频次和时间表。

（4）按要求准备用物：口罩、手套、导尿管（导尿包）、热水、肥皂/洗手液、消毒湿巾、干毛巾、集尿器。

2.操作要点

（1）协助病人取舒适体位，保护病人隐私，放置集尿器。病人通常取半卧位或坐位，脱下一边裤管，将两腿分开（女病人双膝屈曲并两腿分开，足底对足底）。

（2）按照七步洗手法清洁双手，用清洁毛巾擦干。

（3）导尿管的润滑和使用：如使用的是需要水化的亲水涂层导尿管，打开包装灌入温开水后，将包装袋悬挂在病人身旁或治疗车旁待用。如使用的是预润滑的即取即用型亲水导尿管，将包装袋直接悬挂于病人身旁即可。如使用非涂层导尿管,需将润滑剂涂抹于导尿管表面。

（4）清洗会阴部：清洗尿道口和会阴,暴露尿道口,用消毒湿巾擦拭尿道口及周围皮肤。

（5）再次洗手。

（6）采用零接触的方式插入导尿管。持导尿管外包装或使用无菌手套将导尿管插入尿道。女性病人、儿童可取出经润滑的导尿管,对准尿道口直接插入尿道。（持导尿管外包装插入尿道或对准尿道口直接插入尿道两种方法根据临床病人尿道口情况均可应用）。

女性病人每次插入 2~3cm,直到尿液开始流出再插入 1~2cm,以确保导尿管已完全进入膀胱中。

男性病人握住阴茎,使其与腹部呈 45°角,慢慢将导尿管插入尿道口,直到尿液开始流出,插入 18~20cm 后,再插入 2~3cm,以确保导尿管已完全进入膀胱中。

（7）当尿液停止流出时,可以将导尿管抽出1cm,确定是否仍有尿液流出,然后将导尿管慢慢拉出,如发现仍有尿液流出,应稍做停留,如无尿液再流出时,将导尿管完全拉出丢弃在医疗废弃物中,然后用湿纸巾擦拭尿道口周围皮肤,男性病人还纳包皮。

（8）再次洗手。

（9）记录和评价：日期和时间、尿液量并报告在操作过程中遇到的问题。

【注意事项】

1.在导尿过程中注意事项

（1）在导尿过程中遇阻碍：先应暂停 5~30 秒并把导尿管拔出 3cm，嘱病人深呼吸或喝口水，然后再缓慢插入。

（2）排出导尿管时遇到阻碍：可能是尿道痉挛所致，应等待 5~10 分钟再拔。

（3）经润滑的导尿管，持导尿管外包装或直接插入尿道两种方法均适用临床间歇性导尿。

（4）持导尿管外包装零接触方法导尿时撕外包装袋技巧：将尿管挤向尿管出口端，为便于撕包装时手指握点，打开尿管出口端（撕开一小口）倒掉润滑液，导尿管外包装凹槽向下撕开尿管插入端，撕开约尿管的 2/3 长度，将外包装还原至导尿管长度的 1/2，手持导尿管的 1/2 处插入尿道。

2.清洁间隙导尿并发症预防

（1）尿道损伤预防：插尿管时动作轻柔，男性病人应注意尿管经尿道内口、膜部、尿道外口的狭窄部、耻骨联合下方和前下方处的弯曲部时，嘱病人缓慢深呼吸，慢慢插入尿管，切忌用力过快过猛而损伤尿道黏膜。

（2）尿路感染预防：在间歇性导尿开始阶段，每星期检查尿常规、细菌培养及尿细菌涂片镜检 1 次，以后根据情况延长到 2~4 星期 1 次。

1）操作过程规范，选择合适的润滑剂，不易污染、感染。

2）导尿管的大小、软硬程度的选择合适，以减少对尿道黏膜的机械性损伤和刺激。

3）间歇导尿的时间安排和次数合适，每次达到完全排空膀胱。

4）保持会阴部的清洁，及时清洗会阴部分泌物，清洁大便的方向由前向后。

5）每次导尿前用洗手液洗干净双手，使用清洁纸巾或毛巾抹干。

（3）尿路结石预防：进行早期活动；经常变换体位，限制饮食中的钙含量以防结石形成；治疗性站立和步行可以减少骨钙的流失，从而减少钙从泌尿系统的排泄。在无禁忌证的情形下，多饮水、勤排尿，每天摄入水量不应低于 2000ml，保证每天尿量在 1500ml 以上。

（4）附睾炎：选择合适的导管材质也是降低感染的一个因素，炎症反应和组织坏死在使用自然橡胶时最重，乳胶其次，硅酮胶最小。

（5）注意观察相关并发症：如遇下列情况应及时报告处理：出现血尿；尿管插入或拔出失败；插入导尿管时出现痛苦增加并难以忍受；泌尿道感染：排尿时尿道口疼痛；尿液混浊、有沉淀物、有异味；下腹疼痛或背部疼痛及烧灼感等。

3. 正确执行饮水计划　在进行间歇导尿前 1~2 天教会病人按饮水计划饮水，24 小时内均衡地在每一时间段内摄入水分，每天饮水量控制在

1500~2000ml,可将饮水计划表放置于床边,以便于病人及家庭沟通。交待病人尽量避免饮用茶、咖啡、含乙醇等利尿性饮料,同时尽量避免摄入刺激性、酸辣食物。

4. 导尿时机及间隔时间

（1）病情基本稳定、无需大量输液、饮水规律、无尿路感染的情况下开始,一般于受伤后早期(8~35 天)开始。

（2）导尿间歇时间依据残余尿量多少而定,开始一般 4~6 小时导尿 1 次;根据简易膀胱容量及压力测定评估,残余尿量大于 300ml 每日导尿 6 次,大于 200ml 每日导尿 4 次,小于 200ml 每日导尿 2~3 次,100ml 每日导尿 1 次,当每次残余尿量＜100ml 时,可停止间歇导尿。

附：饮水计划

由于病人的饮水量或进食量会直接影响其排尿的次数及容量,甚至影响膀胱及肾功能等,所以正确的饮水计划至关重要。

1. 膀胱训练期间饮水量应控制在 1500~2000ml,于 6：00~20：00 平均分配饮水量,每次不超过 400ml,入睡前 3 小时尽量避免饮水。可将饮水计划表放置于床边,以便病人及家属参考。参考饮水计划：早餐：400ml 水分;早餐后午餐前：200ml 水分;午餐：400ml 水分;午餐后晚餐前：200ml 水分;晚餐：400ml 水分;晚 8 点：200ml 水分（如进食水果或汤类、流质则将减少相应饮水量)。

2. 在限水的同时应特别注意病人有无脱水或意识不清等情况,脱水会使尿液浓缩,加重对膀胱黏膜的刺激,导致尿频或尿急等症状。

3. 病人口服抑制膀胱痉挛的药物时会有口干的不良反应,交代病人不要因此而大量饮水,只需间断少量饮水,湿润口腔即可。

4. 进食或进饮后,及时准确地记录水分量,每天的出入量须保持平衡,如未能达到目标,需根据情况做出适当的调整。

十四、膀胱容量和压力测定及残余尿量测定技术

【定义与目的】

1. 定义 水柱法测定是根据压力量表的原理,将与大气压相通的压力管与膀胱相通,膀胱内压力随储量的改变通过水柱波动来显示,它是评估膀胱在充盈期的感觉、稳定性和容量的测定技术。膀胱容量压力评定仪是运用压力传感器,测定膀胱在储尿期与排尿期内压的变化,通过计算机软件界面实时检测获得评估信息的技术。膀胱残余尿量测定指排尿后立即检查测定膀胱内残余尿量。

2. 目的 通过评估膀胱储尿期逼尿肌和括约肌的运动功能及膀胱感觉功能,获得逼尿肌活动性和顺应性、膀胱内压力变化、安全容量、残余尿量等信息,以指导膀胱康复训练及治疗。

【适应证与禁忌证】

1. 适应证 神经源性膀胱功能障碍的病人。

2. 禁忌证

(1)膀胱内感染伴全身症状。

(2)有出血倾向。

（3）自主神经过反射。

（4）尿道狭窄。

【操作流程】

分仪器法和水柱法两种测定技术，操作流程见图 14-1、2。

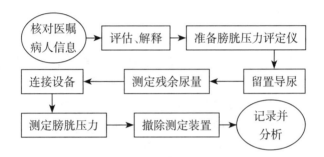

图14-1 膀胱压力容量评定仪技术（评定仪测定）流程图

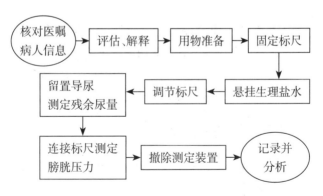

图14-2 水柱法膀胱内压力测定技术流程图

【操作要点】

1.膀胱压力容量评定仪技术

（1）操作准备

1）全面评估病人的情况，了解病人的一般状态、病情、心理状态和知识水平等。

2）向病人/家属解释膀胱容量和压力测定的目的及操作过程。

3）嘱病人测压前 2~3 小时禁食禁水，以免测压过程产生大量尿液。

4）按要求准备用物：膀胱压力测定仪，一次性灌注连接管 1 套、500ml 的生理盐水 1 瓶（加温至 35~37℃）、无菌导尿包 1 个，10 号的无菌尿管 1 根。

（2）操作要点

1）打开设备：设备连接电源，打开设备，并保证设备急停开关（红色旋钮）处于打开状态。

2）灌注管排气：灌注管连接生理盐水，将流量调节器及止水夹（测压通路白色夹）关闭，将三通阀旋至直通状态（导尿管通路仅与输液通路相通）。

3）测定膀胱容量和压力：打开流量调节器、止水夹开关，设定最大灌注量为 500ml、灌注速度 10~20ml/min、压力报警值 40cmH$_2$O。压力校零后填写病人信息，点击"开始"进行灌注。

4）在灌注过程中，观察压力 - 容量实时曲线，注意压力变化时对应的临床情况(咳嗽、体位的改变)并给予标注。当出现以下几种情况时,应当停止灌注,并认定此时病人的膀胱容量为安全容量:

A. 当曲线显示压力大于 40cmH$_2$O 时,点击"暂停"后压力仍未下降,即停止。

B. 当曲线显示灌注量达到 500ml,压力仍小于 40cmH$_2$O 时,即停止。

C. 当灌注过程中,病人出现漏尿,即停止。

D. 当灌注过程中,病人出现自主神经过反射(收缩压大于 160mmHg)时,即停止。

5)停止灌注后,将三通阀旋至尿袋通路与尿管通路相通,点击"排尿",待病人排空膀胱后点击停止,保存文件并打印测压报告。

6)撤除测定装置,拔出导尿管,进行分析。

2. 残余尿量扫描仪技术

(1)操作准备

1)全面评估病人的情况,了解病人的一般状态、病情、心理状态和知识水平等。

2)向病人 / 家属解释膀胱残余尿测定的目的及操作过程。

3)嘱病人测量前 4 小时饮水 300~400ml,4 小时内病人自行排尿后立即测量残余尿。

4)按要求准备用物:膀胱残余尿测定仪,耦合剂、擦手纸、记录单。

(2)操作要点

1）核对手腕带，抬高床头 30°~45°。

2）暴露下腹部（耻骨联合上 2 横指），涂耦合剂。

3）将膀胱残余尿测定仪探头轻压膀胱区进行测量，得出数值。

4）擦净皮肤，整理床单位，记录结果。

3. 水柱法膀胱内压力测定技术

（1）操作准备

1）全面评估病人的情况，了解病人一般状态、病情、心理状态和知识水平等。

2）向病人 / 家属解释简易膀胱容量和压力测定及残余尿量测定的目的及操作过程。

3）按要求准备用物：输液架 1 个，测压标尺 1 个，膀胱冲洗器 2 副，500ml 的生理盐水 1 瓶、带有刻度的量杯或尿壶、无菌导尿包 1 个，10 号的无菌尿管 1 根。

（2）操作要点

1）固定标尺：将膀胱冲洗器作为测压管垂直固定于测压标尺旁，避免迂曲，将测压标尺挂在输液架的一侧。

2）将 500ml 的生理盐水瓶加温至 35~37℃将刻度标记贴于瓶上，插上另一膀胱冲洗器进行排气并悬挂在输液架另一侧。

3）调节标尺：将测压管下端的与输注生理盐水的膀胱冲洗器相接，调节输液架使测压管的零点（先少量灌入部分生理盐水以调零）与病人的耻骨联合平齐。

4)测定膀胱残余尿量:嘱病人尽可能排空膀胱后,取仰卧位或坐位,打开无菌导尿包插入无菌导尿管,固定导尿管,引流出膀胱内的尿液即为残余尿量。记录残余尿量。

5)测定膀胱容量和压力:打开调节器以适当的速度向膀胱内灌入生理盐水,灌注速度:20~30ml/min;观察每进入50ml液体量,对应测压管中的水柱波动(以 cmH_2O 代表压力的变化),记录容量改变对应的压力改变。记录膀胱的感觉、膀胱压力及容量、漏尿点压力。

6)当测压管中的水柱升至 $40cmH_2O$ 以上或尿道口有漏尿时停止测定。

7)撤除测定装置,引流排空膀胱,拔出导尿管,记录导尿量并进行分析。

【注意事项】

1.保证测量结果的准确性

(1)选择合适的导管:一般用 8 号或 10 号一次性无菌导尿管,如使用气囊导尿管不要向气囊管里注水以免影响测压结果。

(2)病人的状态:清醒,未服镇静剂和影响膀胱功能的药物。

(3)调节测压的零点:要与耻骨联合上缘平齐。

2.注重灌注的速度　灌注的速度会影响测定的结果,用输液泵以均匀的速度滴入膀胱。一般

采用 20~30ml/min 作为常规灌注速度,但膀胱过度活跃时可减慢点滴的速度至小于 10ml/min。如果水柱上升速度很快,此时不一定要停止测定,可以先减慢滴速,再做观察。

3. **注意保持测压管道的通畅**　在测定前嘱病人咳嗽,以测试各管道是否通畅,水柱波动是否灵敏。

4. **出现漏尿时的观察及处理**　当出现漏尿时注意观察漏尿点的膀胱压力及灌入量,并停止测压。

十五、吞咽障碍的指导训练技术

【定义与目的】

1. 定义　吞咽障碍是指由于下颌、双唇、舌、软腭、咽喉、食管括约肌或食管的结构和(或)功能受损,不能安全有效地把食物正常送到胃内的一个过程。

2. 目的

(1)使吞咽功能的效率和有效性最大化,保证病人营养供应,改善与吞咽相关的生活质量。

(2)规避吞咽障碍相关的风险:如病人体位,襁褓包裹婴儿,病人对辅助和监督的需要。

【适应证与禁忌证】

1. 适应证　口、咽、食管病变外,脑神经、延髓病变、假性延髓性麻痹、锥体外系疾病等的引起吞咽困难。

2. 禁忌证　神志不清、不能够配合、疾病处于危重期病人、年老体弱不能耐受者。

【操作流程】

操作流程见图 15-1。

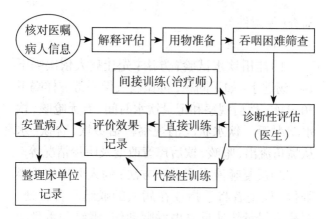

图15-1　吞咽障碍的指导训练流程图

【操作要点】

1.操作用物准备

（1）吞咽筛查：压舌板，棉签，手电筒，50ml凉开水或矿泉水，1~10ml注射器，长柄小勺，擦手纸和垃圾袋。

（2）环境准备：清洁，安静进餐环境，带餐板病床或轮椅。

（3）健康教育：与病人、家属沟通吞咽障碍训练的目的、方法、注意事项；病人饮食的调整、准备，取得病人、家属的参与配合。

2.吞咽困难筛查操作要点

（1）第一步：评估病人意识状态和头部抬高的姿势。

（2）第二步：使用 EAT-10 吞咽筛查量表问卷

筛查(见附件)。

（3）第三步

1）洼田饮水试验：方法：先让病人依次喝下1~3汤匙水，如无问题，再让病人像平常一样喝下30ml水，然后观察和记录饮水时间、有无呛咳、饮水状况等。饮水状况的观察包括啜饮、含饮、水从嘴角流出、呛咳、饮后声音改变及听诊情况等。

2）反复唾液吞咽试验方法：病人取坐位或半卧位，检查者将手指放在病人的喉结和舌骨处，嘱病人尽量快速反复做吞咽动作，喉结和舌骨随着吞咽运动，越过手指后复位，即判定完成一次吞咽反射。

3）胸部、颈部听诊：将听诊器放在喉的外侧缘，能听到正常呼吸、吞咽和讲话时的气流声，检查者用听诊器听呼吸的声音，在吞咽前后听呼吸音作对比，分辨呼吸道是否有分泌物或残留物。

3. 调配不同形态食物

（1）用物准备：鱼肉或鸡肉100g、煎锅、搅拌机、电子秤、计时器、盘子、杯子、炊具、量杯、舒食素S、舒食素U、舒食素G。

（2）操作要点：根据吞咽功能障碍筛查及食管碘水造影检查及病人的饮食需求调配不同形态的食物。

1）半流食

微稠(1%)：将1包舒食素S 3g加入300ml水

中,搅拌均匀,静置1分钟。

中稠(2%):将1包舒食素S 3g加入150ml水中,搅拌均匀,静置1分钟。

高稠(3%):将1包舒食素S 3g加入100ml水中,搅拌均匀,静置1分钟。

2)糊状食物:含淀粉较多的食物,如米粥、稀饭、芝麻糊、土豆等将食物用搅拌机搅碎,加热至60℃以上,无冒热气时加入舒食素U,搅拌均匀。舒食素U加入量为0.5%~1%。

3)软食、固体食物:将肉类煮熟,加适量水用搅拌机搅碎,加入舒食素G,搅拌均匀,加热至85℃以上,静置到合适的温度。

舒食素G加入量:

液体食材+舒食素G(总量×0.75%)g。

肉类食材+水或高汤(肉类重量×50%)ml+舒食素G(总量×1%)g。

基本食材+水或高汤(食材重量×35%)ml+舒食素G(总量×1%)g。

4.冲吸式口腔护理

(1)用物准备:20ml注射器一个、冲洗式口护吸痰管一个,无菌水100ml,手电筒,压舌板,开口器,中心负压吸引器或电动吸引器。

(2)操作要点

1)评估病人的意识,配合程度。告知病人和家属口腔护理的原因、目的及操作过程,鼓励病人主动配合操作。

2）协助病人取舒适体位：通常取半卧位或坐位，洗手、戴手套。

3）连接负压引流管与口护吸痰管，调节负压吸引器的压力值在 40~53.3kPa，试吸口护吸痰管。连接注射器与口护吸痰管，试冲口护吸痰管。

4）嘱病人张口，从上到下，从左到右，轻轻拭擦牙齿口腔黏膜，拭擦舌头（按下形成负压），拭擦同时推动注射器，保持 80 滴/分无菌水冲出。

5）手电筒检查口腔黏膜的完整性及清洁程度，清理口腔吸痰管，分拆口护吸痰管及负压引流管，分拆口护吸痰管及注射器，关闭负压吸引器。

6）保持病人面部清洁，协助取舒适体位。

5.经口进食训练

（1）用物准备：根据病情准备合适的食物 300~400ml，300ml 温开水，50ml 注射器，长柄小勺，手电筒，擦手纸和垃圾袋。环境清洁，安静进餐环境，带餐板病床或轮椅。

（2）操作要点

1）体位：进食的体位坐位或取躯干 30° 仰卧位，头部前屈，偏瘫侧肩部以枕垫起，喂食者位于病人健侧。

2）食物的形态：根据食物的性状，一般将食物分为五类，即稀流质、浓流质、糊状，半固体如软饭，固体如饼干、坚果等。临床实践中，应首选糊状食物。

3）食物在口中位置：食物放在健侧舌后部或健侧颊部，有利于食物的吞咽。

4）一口量：包括调整进食的一口量和控制速度的一口量，即最适于吞咽的每次摄食入口量，正常人约为20ml。一般先以少量试之（3~4ml），然后酌情增加，如3ml、5ml、10ml。调整合适的进食速度，前一口吞咽完成后再进食下一口，避免2次食物重叠入口的现象。

5）侧方吞咽：让病人分别左、右侧转头，作侧方吞咽，可除去梨状隐窝部的残留食物。

6）空吞咽与交替吞咽：每次进食吞咽后，反复做几次空吞咽，使食团全部咽下，然后再进食。可除去残留食物防止误咽，亦可每次进食吞咽后饮极少量的水（1~2ml），这样既有利于刺激诱发吞咽反射，又能达到除去咽部残留食物的目的，称为"交替吞咽"。

7）用力吞咽：让病人将舌用力向后移动，帮助食物推进通过咽腔，以增大口腔吞咽压，减少食物残留。

8）点头样吞咽：颈部尽量前屈形状似点头，同时作空吞咽动作，可去除会厌谷残留食物。

9）低头吞咽：颈部尽量前屈姿势吞咽，使会厌谷的空间扩大，并让会厌向后移位，避免食物溢漏入喉前庭，更有利于保护气道；收窄气管入口；咽后壁后移，使食物尽量离开气管入口处。

6.环咽肌失迟缓球囊导管扩张术

（1）用物准备：14 号双腔球囊导尿管或改良硅胶双腔球囊导管、生理盐水、10ml 注射器、液体石蜡油、纱布、直尺等。

（2）操作要点

1）检查导管完整性，球囊注水 5ml 以上时近似圆柱体，圆柱体高约 5cm，球囊注水 5ml 以下其扩管的方法同普通导尿管。

2）按鼻饲操作方法将导管经鼻腔插入食管中，确定进入食管且完全通过环咽肌（长度约 30cm）。

3）将 10ml 注射器抽取 10ml 生理盐水，与导管球囊腔相连接，向腔内注水 5~8ml，使球囊扩张，固定针拴防止水逆流回针筒。

4）缓慢向外拉出导管，直到拉不动时提示为环咽肌下缘处，在鼻孔处导管上标记，作为再次扩张时的参考点。根据环咽肌紧张程度，抽出适量水，以球囊能通过为适度，继续轻轻地向外提拉导管 2.5cm，使圆柱体球囊的中点位于环咽肌下缘处，在此处反复扩张 3~5 遍。

5）再次轻轻缓慢向外拉出导管，直到拉不动时提示为环咽肌上缘处，抽出适量水，向外提拉出 2.5cm 时，在此处反复扩张 3~5 遍，再向外提拉导管。当有落空感时，全部球囊正处于喉前庭处，立即抽出球囊中的水，防止窒息。

6）再次将导管经咽腔插入食管中，反复上述操作 3~5 次。

7）球囊注水量逐日增加，每天增加 0.5~1.0ml 较为适宜。每天扩管 1 次，每次约 30 分钟。扩张后，根据情况给予生理盐水、地塞米松、庆大霉素和 α 糜蛋白酶雾化吸入，防止黏膜水肿，减少黏液分泌。

【注意事项】

1. 病人教育与配合

（1）对于脑卒中有吞咽障碍的病人，要尽早撤鼻饲，进行吞咽功能的训练。

（2）重视心理护理，讲解吞咽障碍训练的重要性及注意事项，取得病人积极配合参与。

（3）培养良好的进食习惯：定时、定量，能坐起来不要躺着，能在餐桌上不要在床边进食。

2. 吞咽障碍训练防止误吸注意事项

（1）重视初步筛查及每次进食期间的观察，特别是隐性误吸发生。

（2）运用吞咽功能训练，保证病人安全进食，避免渗透和误吸。

（3）病人不能单独进食，进食或摄食训练前后应认真清洁口腔防止误吸。

（4）吞咽功能训练时，因人而异选择合适的体位尤为重要。

（5）为防止吞咽时食物误吸入气管，可结合声门上吞咽训练方法。这样在吞咽时可使声带闭合封闭喉部后再吞咽，吞咽后咳嗽，可除去残留在咽喉部的食物残渣。

（6）避免食用有碎屑的糕饼类食物和缺少内聚力的食物，防止误吸。

3.吞咽困难筛查注意事项

（1）首先评估病人意识状态和能否保持头部抬高的姿势。

（2）必须通过吞咽困难筛查，来确诊病人的吞咽困难，制定个体的训练方案。

（3）经口进食：吞咽困难病人进行经口进食时，康复处理包括：间接训练，直接训练，代偿性训练，电刺激治疗，环咽肌痉挛（失弛缓症）球囊导管扩张术。

（4）**球囊导管扩张术**：用于脑卒中、放射性脑病等脑损伤所致环咽肌痉挛（失弛缓症）病人。方法是用普通双腔导尿管中的球囊进行环咽肌痉挛（失弛缓症）分级多次扩张治疗。此方法操作简单，安全可靠，康复科医生、治疗师、护士均可进行。

扩张 1~2 次 / 天，环咽肌的球囊容积每天增加 0.5~1ml 较为适合。扩张后，可给予地塞米松 +α 糜蛋白酶 + 庆大霉素雾化吸入，防止黏膜水肿，减少黏液分泌。

1）进食期间注意事项的观察。

2）病人采取安全的抬高上身的坐位，病情允许下，身体保持90°坐位，并且屈曲头部或者颈部。

3）经口进食，必须严格遵守经过吞咽困难评估后制定的食物性状、剂量和进食次数；吃饭时声音质感的改变（表示咽部食物残留）。

4）注意餐具的选择，应采用边缘钝厚匙柄较长，容量5~10ml的匙子为宜。

5）吞咽时或者之后咳嗽、呼吸时有湿啰音或者水泡声表示误吸和咽部、喉部食物残留，要及时对症处理。

6）保证进食环境的安静，进食时注意力集中；观察肺部功能，如发热、干啰音、湿啰音和误吸的临床指征。

附件：

EAT-10吞咽筛查量表

姓名：　　　　科室：　　　　床号：　　　　住院号：

性别：　　　　年龄：　　　　诊断：

目的：EAT-10主要在测试有无吞咽困难时提供帮助，在您与医生就有无症状的治疗进行沟通时非常重要。

A说明：请将每一题的数字选项写在相应的方框。回答您所经历的下列问题处于什么程度？ 0=没有　1=轻　2=中　3=重 4=非常严重。

条目	0 没有	1 轻度	2 中度	3 重度	4 非常 严重
1. 我的吞咽问题已经使我 体重减轻					
2. 我的吞咽问题影响到我 在外就餐					

续表

条目	0 没有	1 轻度	2 中度	3 重度	4 非常严重
3. 吞咽液体费力					
4. 吞咽固体食物费力					
5. 吞咽药丸费力					
6. 吞咽时有疼痛					
7. 我的吞咽问题影响到我享用食物时的快感					
8. 我吞咽时有食物噎在喉咙里					
9. 我吃东西时会咳嗽					
10. 我感到吞咽有压力					

　B. 得分：_____

　将各题的分数相加,将结果写在得分栏里,最高40分。

十六、日常生活活动的指导训练技术

【定义与目的】

1. **定义**　日常生活指导训练是将每一项日常生活能力（activities of daily living，ADL）活动，分解成若干个动作成分，进行有针对性的指导，然后再组合成一个完整的动作，并在生活实践中加以运用，提高病人生活自理能力。

2. **目的**　通过日常生活活动能力的指导训练，改善病人移动、进食、穿衣、修饰、洗澡、如厕和家务活动等日常生活活动能力，提高生活质量以促进病人早日回归社会。

【适应证与禁忌证】

1. **适应证**　因发育障碍、疾病或创伤而导致躯体残疾者。

2. **禁忌证**　严重痴呆病人；疾病处于急性期病人。

【操作流程】

操作流程见图 16-1~5。

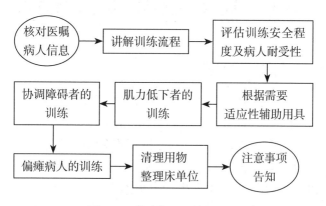

图16-1 移动指导训练流程图

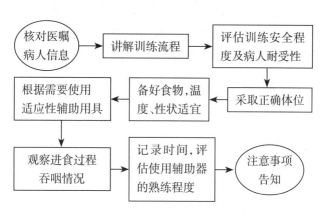

图16-2 进食指导训练流程图

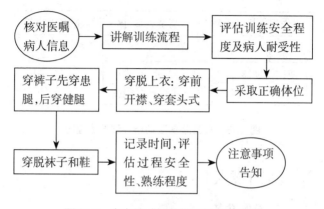

图16-3　穿衣裤、鞋、袜指导训练流程图

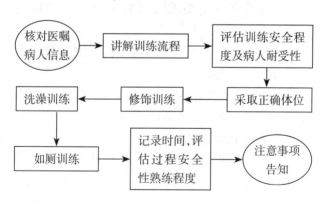

图16-4　个人卫生自理指导训练流程图

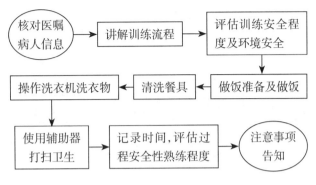

图16-5 日常家务活动指导训练流程图

【操作要点】

1.操作准备

（1）治疗环境要求与日常生活活动的环境相似。

（2）治疗设备准备,包括各类常用的日常生活活动训练设备。

（3）每次训练前应根据对病人的评定及上次训练的反应,制定具体训练计划。

2.移动指导训练

（1）肌力低下者的训练:抓住床栏或床旁的轮椅扶手翻身;在床尾系一根绳梯,病人抓住绳梯坐起;双上肢无力者可戴防滑手套以增加摩擦力;根据不同部位的肌力状况,转移可采用支撑转移、滑动转移、秋千式转移或升降机转移。

（2）协调障碍者的训练:上肢协调障碍者可

用脚驱动轮椅,但要安装后视镜以防发生事故;下肢协调障碍者需要使用电动轮椅。

(3)偏瘫病人的训练:健侧上肢与下肢相互配合驱动轮椅前进并保持方向;转移的方法可采用辅助下支点转移和独立支点转移。

3.进食指导训练

(1)口腔、颌面部关节活动受限、肌力低下及协调性障碍者的训练:端正头、颈及身体的位置以利于吞咽动作进行;改变食品的硬度或黏稠度;借助设备来帮助维持进食的正确体位。

(2)操作程序:健侧上肢辅助患侧上肢送食品入口;将肘关节放置于较高的台面上以利于手到达嘴边,将食品至口中;用叉、勺代替筷子;将餐具绑或夹在手指间;用双手拿杯子。

4.穿衣裤、鞋、袜指导训练

(1)穿脱上衣训练

穿脱程序:穿前开襟的衣服时,先穿患侧,后穿健侧;脱衣时,先脱患侧一半,再将健侧袖子全部脱下,最后退出患侧的衣袖。穿套头式上衣时,先将上衣背朝上放在膝上,将患手插入衣袖,并将手伸出袖口,再将健手插入衣袖并伸出,用健手将衣服尽量往患肩上拉,然后将衣服后身部分收起并抓住,头从领口钻出,最后整理衣服;脱衣时,将衣服后身部分向上拉起,先退出头部,再退出双肩与双手。

(2)穿裤子训练

穿脱程序：在床上穿裤子时，先穿患腿，后穿健腿；用健腿撑起臀部，上提裤子；用健手系皮带。在椅子上穿裤子时，先穿患腿，再穿健腿；然后用健手抓住裤腰站起，将裤子上提；最后坐下用健手系皮带。在椅子上脱裤子时，先在坐位上松解皮带或腰带；站起时裤子自然落下；先脱健侧，再脱患侧。

（3）穿脱袜子和鞋

穿脱程序：病人取坐位，双手交叉或用健手从腘窝处将患腿抬起置于健侧腿上，用健手为患足穿袜或鞋，放下患腿，全脚掌着地，重心转移至患侧，再将健侧下肢放在患侧下肢上，穿好健侧袜或鞋。脱袜子和鞋，顺序相反。

5. 个人卫生自理训练操作流程

（1）修饰训练：包括梳头，洗脸和口腔卫生。

洗漱程序：一侧上肢固定另一侧上肢或同时使用双上肢；在洗漱时，将躯干、肘、腕部靠在水池边以保持上肢稳定；使用按压式皂液；开瓶盖时，将容器夹在两大腿之间；将毛巾绕在水龙头上，用健手拧干。

（2）洗澡训练

洗澡程序：浴盆底部及淋浴的地面铺上防滑垫；湿毛巾搭在椅背上，病人坐在椅上，通过背部摩擦毛巾擦洗背部（擦干背部也用同样的方法）；如果手不能摸到脚，就在脚底部放一块有皂液的毛巾洗脚；将有皂液的毛巾放在膝上，将上肢放

在毛巾上擦洗（用于一侧上肢活动受限者）；使用
按压式皂液。坐轮椅病人坐位淋浴；长柄海绵刷
擦背；抓握扶手协助病人站起；长把开关水龙头
有助于病人拧开水龙头。

（3）如厕训练

如厕方法：轮椅或持拐至厕所，穿、脱裤子的
方法与前述相同；抓握功能差者，可将卫生纸缠
绕在手上使用。下肢关节活动受限者采用可调
节坐便器；夜间在床旁放置便器以免去厕所的不
便；尿裤或床垫用于二便失禁者。

6. 日常家务活动指导训练

（1）做饭及清洗餐具：代偿方法包括平衡功
能受影响时，坐位进行；挪动厨具时不采用端、提
等动作，可通过滑动达到目的。在切菜或削皮时，
稳定双上肢近端以减少震颤；将食品或餐具放在
光滑的桌面上滑至目的地代之以手端或手提；用
牙打开瓶盖；购买方便食品；使用重量轻的锅、壶
及餐具、微波炉。

洗餐具时，可采取浸泡，然后用喷淋器冲洗
餐具的方法。用手推车运送物品、喷雾器冲洗餐
具、水池底部垫橡胶垫减少餐具破损、吸盘刷子
固定在池边清洗玻璃器皿。

（2）洗衣物：洗衣机代替手洗；用手推车运送
洗涤物品。使用从上方投放衣物的洗衣机；按键
式的洗衣机优于旋钮式洗衣机；用分装好的洗衣
粉或按压式肥皂液。采用已分装好的洗衣粉或按

压式洗涤剂；避免熨烫衣服。

（3）打扫卫生：可使用可调节式吸尘器、长柄尘掸、长把簸箕、非手拧拖把。打扫灰尘时用戴手套来代替尘掸，除去室内过多的装饰品或储藏品以减少打扫卫生的工作量。

以上日常生活活动指导训练可使用适应性日常辅助用具，详见假肢、矫形器、辅助器具的应用指导技术。

【注意事项】

1. ADL 训练指导的注意事项

（1）训练前做好各项准备：如帮助病人排空大小便，避免训练中排泄物污染训练器具；固定好各种导管，防止训练中脱落等。

（2）循序渐进的训练原则：训练时应从易到难，循序渐进，切忌急躁，可将日常生活活动的动作分解为若干个细小的动作，反复练习。并注意保护，以防发生意外。

（3）训练时要给予充足的时间和必要的指导：操作者要有极大的耐心，对病人的每一个微小进步，都应给予恰当的肯定和赞扬，从而增强病人的信心。

（4）训练后要注意观察病人精神状态和身体状况：如是否过度疲劳，有无身体不适，以便及时给予必要的处理。

（5）辅助用具指导训练：由于残疾程度不同，

适当的辅助用具给病人以极大帮助,护理人员要为病人选用适当的辅助用具。必要时需对环境条件作适当地调整,给予病人家居环境以建设性指导意见。

2.移动训练注意事项

(1)床上翻身及转移,不管转向患侧还是健侧,整个活动都应先转头和颈,然后正确地连续转肩和上肢躯干、腰、骨盆及下肢,并且保持脊柱的伸直位,防止扭曲。

(2)翻身及转移都要有确保足够的空间活动,保证病人的安全和舒适,并保持肢体的功能位。

(3)转移时不宜过快,注意安全,防止跌倒。

3.进食训练注意事项

(1)如果病人不能坐在桌边,应帮助病人在进食期间从床上坐起或坐在床边。

(2)用防滑垫或患手稳定碗或盘子等容器,把患侧上肢放在桌上可较好地稳定肘部,从而有助于患手握住碗,或借助身体使碗更加稳定。

(3)健手借助刀叉或调羹从碗里拿起食物。如果可能,病人可训练使用患手,以适应饮食器皿。

(4)当病人进行吃饭训练时,护士应注意让病人放松,以避免在进食期间呛咳。

(5)在吞咽时,口腔塞饭或呛咳提示可能有吞咽问题,需要更全面的评估和特殊处理。

4.穿衣裤、鞋、袜训练注意事项

(1)病人的衣裤应选择宽松的开襟衫或套头

衫。鼓励病人尽可能地利用健侧主动穿衣。

（2）如果病人不能用一只手系纽扣，可改用魔术贴替代或使用穿衣扣、钩帮助，不穿带拉链衣服。

（3）鞋不要硬或太重，建议使用松紧鞋代替普通的系带鞋。适应或代偿方法：穿松紧口鞋或有尼龙搭扣的鞋。

5. 个人卫生自理训练注意事项及防范处理

（1）个人卫生处置训练是对于病人较高要求的活动，训练时应根据个人具体情况而变化，并对家居环境给予一定的指导性意见和建议，保证病人回归家庭后的生活安全。

（2）安全防护

1）使用热水时一定要注意水温恒定，防止烫伤。

2）训练时护理人员应在旁保护，转移时尤其是由坐位至站立时，防止体位性低血压的发生。洗澡时间不宜过长，以免发生意外。

6. 日常家务活动训练注意事项

（1）若病人存在感知、认知或心理等方面的问题，则暂时不适合接受训练，待症状改善后再开始进行。

（2）训练内容应与病人需求相结合，增加病人主动参与的积极性。

（3）为了提高病人的独立性，还需要对环境的适应和改造提出建议。

十七、轮椅使用的指导训练技术

【定义与目的】

1. 定义 选择并应用轮椅帮助下肢残疾或全身虚弱病人完成移动、社交、生活自理。轮椅可分为普通轮椅、电动轮椅、截肢病人用轮椅、站立轮椅、竞技轮椅和儿童用轮椅等。

2. 目的 轮椅是残疾者的重要代步工具,当行走能力减低或丧失,要独立生活,参与工作和社会活动时,都必须依靠他们的重要的辅助器具,即轮椅。

（1）对于借助各种助行器也难以步行的病人,具有代替步行作用。

（2）进一步可开展身体训练,提高病人独立生活能力和参加社会活动能力。

【适应证与禁忌证】

1. 适应证

（1）运动系统:下肢伤病或神经系统伤病导致步行功能减退或丧失者。

（2）严重的心脏病或其他疾患引起全身性衰竭者。

（3）中枢神经疾患独立步行有危险者。高龄老人步履困难易出意外者。

（4）轮椅适用于脊髓损伤、下肢伤残、颅脑损伤、脑卒中偏瘫、骨关节疾病、年老体弱者。

2.禁忌证 严重的臀部压疮或骨盆骨折未愈合者。

【操作流程】

操作流程见图 17-1~3。

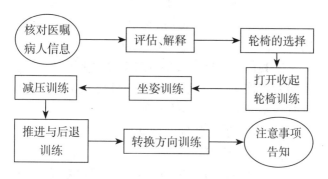

图17-1 轮椅使用基本操作流程图

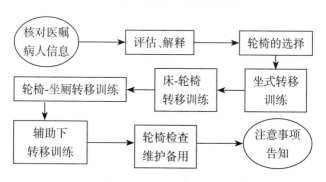

图17-2 偏瘫病人轮椅转移训练流程图

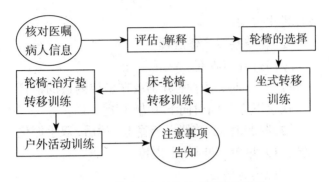

图17-3 截瘫病人轮椅转移训练流程图

【操作要点】

1. 操作准备

（1）康复医师评估病人，了解病人年龄、疾病诊断、功能障碍、康复需求等。

（2）康复医师开出轮椅处方，内容包括：车种、车轮规格、手动圈规格、小脚轮规格、靠背、把手、扶手、脚托和脚踏板、制动器、座位颜色和软垫、轮椅用桌、袋、安全带等附属品。根据需要，确定轮椅座高、座宽、座深、臂架高度、靠背高度、脚托高度、全高。

（3）轮椅有多种类型，可根据病人的病情和喜爱来选择轮椅，护士给以适当的参考，使病人用上自己喜爱的轮椅独立生活。教会病人自己操作轮椅，如轮椅的作用、自由控制轮椅方向、刹车杆起止及稳定作用、指导训练病人掌握各种转移方法，使病人知道如何进退及转向，以便应用自如,进出方便。

2.轮椅基本操作流程

（1）打开与收起

1）打开时,双手掌分别放在坐位两边的横杆上（扶手下方）,同时向下用力打开。

2）收起时,先将脚踏板翻起,然后,双手握住坐垫中央两端,同时向上提拉。

（2）轮椅坐姿

1）躯干:臀部紧贴后靠背,坐姿端正、双眼平视。上身稍向前倾,双手握住轮椅扶手,肘关节保持屈曲。

2）下肢:双膝关节屈曲;髋与膝部处于同一高度;双足平行、双足间距与骨盆同宽。

（3）减压训练

1）病人每隔 15~20 分钟用双上肢支撑身体,抬起臀部减压。

2）不能用手支撑起身体者,可将躯干侧倾,使一侧臀部离开座垫,持续片刻后,换另一侧臀部抬起,交替地给左、右臀部减压。

（4）推进与后退训练

1）推进:病人坐稳,身体保持平衡,双眼注视前方,然后双臂向后伸,肘关节微屈,手握轮环,身体前倾,双臂同时用力搬动轮环向前推,使轮椅前行,重复上述动作。

2）后退:病人双臂动作相反,身体微前倾,缓慢后退。

（5）转换方向训练（以转向左侧为例）

1）病人先将左手置于手动圈后方，左臂略向外侧旋转，身体重量通过左手传递至车轮内侧。

2）以左手将右侧车轮向后转动，同时右手在正常姿势下将右侧车轮转向前方。

3. 偏瘫病人轮椅转移训练要点

（1）坐式转移：用滑板的侧方滑动转移，不用滑板的侧方转移及前后滑动转移。

（2）床 - 轮椅转移：床铺高度与轮椅座接近。

1）将轮椅放在病人的健侧，与床呈 30°~45° 夹角，关闭轮椅手闸，卸下近床侧轮椅扶手，移开近床侧脚踏板。

2）病人健手支撑于轮椅远侧扶手，患手支撑于床上。

3）病人向前倾斜躯干，健手用力支撑，抬起臀部，以双足为支点旋转身体直至背靠轮椅坐下，调整自己的位置，用健手将患腿提起，并把足放在脚踏板上。由轮椅返回病床的转移与上述顺序相反。

（3）轮椅 - 地面转移训练：用刹车锁定轮椅，将臀部移到座垫前缘；患手握住同侧扶手，健手伸向地面；重心移向健侧，臀部离开座位；健侧上肢支撑躯体屈肘，坐在地面上。地面 - 轮椅转移训练与上述顺序相反。

（4）轮椅 - 座厕转移训练：轮椅斜放，关闭轮椅手闸，病人健侧靠近座厕，足移至侧边；用健侧手支撑轮椅扶手，躯干前倾；用健腿支撑体重从轮椅内起立；站立后转动两足至座厕前；将裤子褪下并坐在座厕上。座厕 - 轮椅转移训练相反程序进行。

（5）辅助下由床到轮椅的转移

1）将轮椅放在与床呈 45°，刹住轮椅，卸下近床侧轮椅扶手和近床侧脚踏板。

2）护理人员面向病人站立，双膝微屈，腰背挺直，用自己的膝部在前面抵住患膝，防止患膝倒向外侧。

3）护理人员一手从病人腋下穿过置于病人患侧肩胛上，将患侧前臂放在自己的肩上，抓住肩胛骨的内缘，另一上肢托住病人健侧上肢，使其躯干向前倾，臀部离开床面后将病人的重心前移至其脚上，引导病人转身坐于轮椅上。

由轮椅返回病床，方法同前。

4.截瘫病人转移操作要点

（1）坐式转移：双手支撑身体，抬起臀部，向左右、前后转移，减压预防压疮。

（2）床与轮椅之间的转移。

方法一：

1）由床到轮椅的垂直转移：将病床调节至与轮椅齐平的高度，轮椅与床成直角，关闭手闸，协助病人以双手多次撑起动作将臀部移至床边背向轮椅，将双手放在轮椅扶手两侧，撑起上身，使臀部向后坐于轮椅内，再打开手闸，将轮椅移至足跟到床沿,关闭手闸,移回脚踏板,将双足放于脚踏板上面。

2)推进与后退训练

后退:病人双臂放于小轮的前方,身体微前倾,缓慢后退。

推进:病人坐稳,身体保持平衡,双眼注视前方,然后双臂向后伸,放于小轮的前方,身体前倾,双臂同时用力搬动轮环向前推,使轮椅前行。

转换方向训练(以转向右侧为例):病人先将右手置于小轮的前方,左手放置于小轮的后方,向前向右移动。左侧反之。

3)减压训练:指导病人每隔 15~20 分钟,用双上肢支撑身体,抬起臀部进行减压,不能用手支撑起身体者,可将躯干侧倾,交替使一侧臀部离开座垫,进行轮流减压。

4)轮椅到床的垂直转移:病人将轮椅和床平行靠近,固定刹车;卸下靠床侧扶手,移开脚踏板,将双下肢抬到床上;躯干前倾,双手各支撑床与轮椅,抬起上身,将臀部移至床上;再双手支撑床面将身体移于床上中间位置,用上肢帮助摆正下肢的位置。

方法二:

1)利用滑板侧方平行转移:轮椅和床平行靠近,制动,卸下靠床侧扶手,将双下肢抬到床上;将滑板架在轮椅和床之间,滑板的一端插入病人臀下;病人一手支撑于置于轮椅坐垫上的滑板一端,另一手支撑于置于床垫上的滑板另一端,抬起上身,将臀部通过滑板移至床上;撤去滑板。

2)利用滑板后方转移:轮椅从后方靠近床沿,制动,拉下轮椅靠背上的拉链或卸下靠背;在轮椅与床之间架上滑板,滑板的一端插入病人臀下并固定好;病人用双手支撑于床面将身体抬起,向后移动坐于床上;再用双手将下肢抬起移至床上并摆正;最后撤除滑板。

3)利用上方吊环由轮椅向床的转移(床在身体左侧):轮椅从左侧平行靠近床,制动,卸下靠床侧扶手;先将双腿移到床上,再将左手伸入上方吊环,右手支撑于轮椅扶手;在右手用力撑起的同时,左手腕或前臂向下拉住吊环,臀部提起,向床上转移。

(3)四肢瘫病人一人协助轮椅 - 床转移:病人坐在轮椅中,双足平放于地面上。协助者面向病人,采用髋膝屈曲、腰背伸直的半蹲位,用自己的双脚和双膝抵住病人的双脚和双膝的外侧,双手抱住病人的臀部,同时病人躯干向前倾,将下颌抵在协助者的一侧肩部。然后协助者用力将病人向上提起,呈站立位后,再向床边转动。协助者左手仍扶住病人臀部,右手向上移动至其肩胛骨部位以稳定躯干,同时控制住病人的膝关节,屈曲其髋关节,将其臀部轻轻放到床上。

(4)轮椅 - 治疗垫转移训练:用刹车锁定轮椅,双手支撑身体,抬起臀部将臀部移到轮椅座垫前缘；双手握住扶手，上身伸向地面使臀部离开座位；上肢支撑躯体屈肘，转移到治疗垫上，坐在治疗垫上，用上肢帮助摆正下肢的位置。

（5）治疗垫-轮椅转移训练与上述顺序相反。

5. 户外活动训练

（1）上、下斜坡训练：病人练习两手同步地用力推或拉，并学会灵活地用车闸，以便在失控时能尽快把车刹住。

（2）马路训练：治疗人员保护下，练习在后轮上的平衡。病人双手用同等力量推动双侧轮环，使小轮悬空，轮椅后倾，双手调节轮环或前或后，使轮椅后轮着地，协调躯体保持平衡。

（3）台阶训练：过台阶时，轮椅面向台阶，距离约为 20cm，身体向前倾，双手握住轮环后部，用同等力量快速向前推进，使小轮抬起，落在台阶上，再顺势推动大轮向前移动，直到整个轮椅越过台阶。

【注意事项】

1. 病人教育与配合

（1）使用轮椅的心理顾虑

1）心理护理：告知病人使用轮椅的必要性，消除其悲观抑郁的心情，帮助训练的同时，不失时机地给予病人鼓励，不仅能提高病人锻炼的兴趣，还可以增强其信心，使病人逐步自理，不再依赖他人。

2）开展康复教育，指导掌握病人自己使用轮椅时的要点，使用注意事项。

（2）轮椅使用的舒适性指导

1）选用轮椅时应注意使用的安全性、舒适性；应注意选用合适的座垫，以防压疮。

2）辅助者使用轮椅要注意病人的体位是否正确，并注意行进速度宜缓慢，应随时注意周围环境和观察病人情况，以免发生意外。

2.轮椅转移训练的注意事项

（1）病人转移技巧指导

1）转移前护理人员应评估病人的能力，全身及局部肢体的活动情况，对轮椅坐位的耐受程度、使用轮椅的认知程度及接受程度。

2）体位转移前消除病人的紧张、对抗心理，以配合转移，护理人员应详细讲解转移的方向、方法和步骤技巧，使病人处于最佳的起始位置。

3）互相转移时，两个平面之间的高度相等、尽可能靠近、物体应稳定。

4）病人初用轮椅时，为避免危险应由护士辅助，上下轮椅需要反复练习掌握技巧。

（2）病人轮椅转移安全性教育

1）病人自己操作轮椅时，要掌握轮椅操作要领，坐姿正确、保持平稳、注意安全。使用轮椅转移过程中，注意检查轮椅的安全性能，刹好轮椅手闸。

2）转移时的空间要足够：床、轮椅之间转移时,轮椅放置的位置要适当(缩短距离及减小转换方向),去除不必要的物件。

3)互相转移时,两个平面之间的高度尽可能相等,两个平面应尽可能靠近,两个平面的物体应稳定:如轮椅转移时必须先制动,应在最稳定的位置。

4)转移时应注意安全,避免碰伤肢体、臀部、踝部的皮肤,帮助病人穿着合适的鞋、袜、裤子,以防跌倒。

5)病人和操作者采用较大的站立支撑面,以保证转移动作的稳定性,操作者在病人的重心附近进行协助,要注意搬移的正确姿势。

3. 皮肤护理 长时间坐轮椅易产生压疮,应定时抬高臀位减压,使用软垫固定保护。转移训练时应注意安全,避免碰伤肢体、臀部、踝部的皮肤。

4. 饮食护理 应合理饮食,适当控制体重,避免过重而导致轮椅的废用。

十八、助行器使用的指导训练技术

【定义与目的】

1. 定义　助行器是辅助人体支持体重、保持平衡和行走的工具。根据工作原理和功能的不同分为：无动力式助行器、动力式助行器、功能电刺激助行器。

2. 目的　选择并运用拐杖、步行器等设备帮助病人实现行走的目的。

【适应证与禁忌证】

1. 适应证　主要适用于行走不稳、下肢缩短、一侧下肢不能支撑或步态不平衡的病人。如瘫痪病人、下肢肌肉功能损伤和肌力偏弱的病人。

2. 禁忌证　老年痴呆、认知低下不能独立使用助行器的病人。

【操作流程】

操作流程见图 18-1、2。

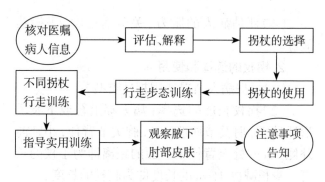

图18-1　拐杖的选择和使用流程

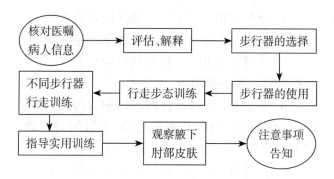

图18-2　助行器的选择和使用流程

【操作要点】

1. 操作准备

（1）由康复医师或康复工程人员对病人进行必要的检查。

（2）确定应选用的助行器种类，开出助行器处方和训练方案。

（3）针对个体需要，准备好相应的助行器。

（4）评估病人的肌力、关节活动度、平衡功能等。

2. 拐杖的选择和使用

（1）根据病人情况选用拐杖类型。

（2）拐杖长度的选择：病人穿上鞋或下肢矫形器站立，肘关节屈曲30°，腕关节背伸，小趾前外侧15cm处至背伸手掌面的距离即为手杖的长度。身长减去41cm的长度即为腋杖的长度。

（3）拐杖的使用：指导步行训练。

1）交替拖地步行：将一侧拐向前方伸出，再伸另一侧拐，双足同时拖地向前移动至拐脚附近。

2）同时拖地步行：双拐同时向前方伸出，双足拖地移动至拐脚附近。

3）摆至步：先将双拐同时向前方伸出，然后支撑身体重心前移，使双足离地，下肢同时摆动，将双足摆至双拐落地点的邻近着地。

4）摆过步：先将双拐同时向前方伸出，然后支撑身体重心前移，使双足离地，下肢向前摆动，将双足越过双杖落地点的前方并着地，再将双拐向前伸出以取得平衡。

5）两点步：一侧拐与对侧足同时迈出为第一落地点，然后另一侧拐与其相对应的对侧足再向前迈出作为第二落地点。

6）三点步：先将双拐向前伸出支撑体重，迈出患侧下肢；最后迈出健侧下肢。

7）四点步：步行顺序为伸左拐、迈右腿；伸右拐、迈左腿；每次移动一个点，保持四个点在地面，如此反复进行。

3.助行器的选择和使用

步行器的选择和使用要点：根据病人情况选用步行器类型，根据不同步行器进行行走训练。

1)固定型：双手提起两侧扶手同时向前放于地面代替一足，然后健腿迈上。

2)交互型：先向前移动一侧，然后再向前移动另一侧，如此来回交替移动前进。

3)前方有轮型：前轮着地，提起步行器后脚向前推即可。

4)老年人用步行车：不用手握操纵，将前臂平放于垫圈上前进。

【注意事项】

1.使用助行器前的康复评定

（1）病人情况：病情、年龄、身高、体重、患肢关节活动度、平衡能力及肌力情况。

（2）心理：对使用助行器行走的反应和合作程度。

（3）知识：对使用助行器锻炼行走等相关知识的认知能力。

2.助行器应用指导训练注意事项

（1）对助行器的紧张、恐惧心理：加强心理疏导，对需要使用助行器的病人，首先应消除其对助行器的紧张、恐惧心理,使他们正确认识使用助行器的作用和必要性,建立起恢复独立行走能力的信心。

(2)选择适当的助行器:评估病人的平衡能力、下肢的负重能力、行走的步态、上肢的力量及病情,同时考虑助行器的使用环境和病人学习使用助行器的能力等因素。

(3)助行器的长度调节

1)手杖:合适的手杖是病人持杖站立时,肘应屈曲30°,行走时伸肘下推手杖才能支撑体重。

2)腋杖:身长减去41cm的长度即为腋杖的长度。

3.助行器应用指导训练中的安全

(1)行走步态的训练:为确保安全,步态训练应先在双杠内进行,再练习使用拐杖行走,最后再独立行走。

(2)选择合适的步行器:切实根据病人的实际需要选择步行器,病人使用助行器进行功能训练时,康复护士必须评估病情,有效地监督和指导。

(3)使用步行器时的安全防范:老年人用步行车因有四个轮,移动容易,但要注意安全防范,指导病人身体应保持与地面垂直,防止滑倒,引发意外发生。

(4)并发症的预防:防止压疮:使用助行器的病人,腋下、肘部、腕部等部位长期受压,容易造成压疮,故应多观察,及早预防。

十九、矫形器使用的指导训练技术

【定义与目的】

1.定义 矫形器是用于人体躯干、四肢、踝足等部位的体外支撑装置,对病变肢体起到固定、保护、支持,预防和矫正畸形,提高和补偿功能缺陷满足功能需要,提高生活质量。

2.目的

(1)保持肢体、关节的正常对线关系,促进病变愈合。

(2)限制关节的异常活动范围,稳定关节,减轻疼痛或恢复其承重功能。

(3)矫正肢体已出现的畸形,预防潜在畸形的发生和发展。

(4)通过矫形器的外力源装置,代偿已瘫痪肌肉的功能,对肌力较弱者予以助力,使其维持正常运动。

【适应证与禁忌证】

1.适应证

(1)关节活动范围异常。

(2)肢体或关节骨折。

（3）儿童骨骼发育异常、关节周围肌力不平衡、肌肉无力对抗重力、损伤引起的反应性瘢痕、关节炎症、肌肉或肢体供血不足需预防、矫正畸形者。

（4）股骨头无菌性坏死需减轻承重者。

（5）日常生活不便，需改善日常生活活动功能和工作能力者。

2. **禁忌证**　因各种皮肤原因，不宜穿戴矫形器者。

【操作流程】

操作流程见图 19-1。

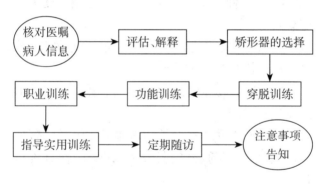

图19-1　矫形器使用的指导训练流程图

【操作要点】

1. 操作准备

（1）康复小组人员对病人进行体检和心理检查。

（2）康复评定：了解病人全身情况，明确医生为病人装矫形器的治疗目的，对装矫形器的部位，如肢体长度、皮肤周径、关节活动范围、感觉状况、损伤畸形程度和皮肤状况等进行评估。由康复医师制订矫形器处方。

（3）矫形器装配前进行针对性肌肉力量、关节运动范围、协调能力训练。

（4）制成半成品后试样，交付初检。

（5）康复医师对病人矫形器的穿戴进行初步的系统功能检查。

（6）用物准备：选择针对性矫形器。

2. 矫形器佩戴前的功能训练

（1）切实根据病人的实际需要选择矫形器并了解矫形器使用前的准备。

（2）佩戴前，以增强肌力，改善关节活动范围和协调功能，消除水肿为主。

（3）矫形器正式使用前，了解矫形器是否达到处方要求，舒适性及功能是否符合要求，动力装置是否可靠，并进行相应的调整。

3. 矫形器的功能指导训练

（1）教会病人如何穿脱矫形器。

（2）矫形器使用训练：向病人和家属讲解矫形器的使用方法和穿戴时间，指导病人正确有效地使用矫形器，进行相应功能的训练。

1）上肢矫形器的训练：使用护肩、手功能矫形器、肢套或腕手伸展矫形器，教会病人进行日常生活能力的训练。

2)下肢矫形器的训练

A. 使用踝足矫形器,进行保持身体平衡、站、行走等训练。

B. 穿戴单侧矫形器者先迈健肢,后迈患肢;穿戴双侧矫形器者,手扶平行杠站立,待其掌握站立平衡后,再让病人在平行杠内行走。

3)脊柱矫形器的训练:固定和保护脊柱,矫正脊柱的异常力学关系,穿戴合适,指导穿上矫形器进行一些功能活动。

【注意事项】

1. 矫形器佩戴前的评估

(1)使用矫行器前的康复评定

1)了解病人全身情况,明确医生为病人装矫形器的治疗目的。

2)评估装矫形器的部位,如肢体长度、皮肤周径、关节活动范围、感觉状况、损伤畸形程度和皮肤状况等。

3)知识:对使用矫行器锻炼行走等相关知识的认知能力。

(2)心理评估:对使用矫行器的反应和合作程度,正确认识使用助行器的作用和必要性。

2. 矫形器佩戴前的注意事项

(1)选择适当的助行器。

(2)心理疏导:向病人及家属说明矫形器使

用的必要性,讲解矫形器的作用和使用方法,让病人认识到矫形器的使用对治疗和预后的影响,消除病人的抵触心理,从而积极主动穿戴矫形器。

(3)指导衣着:指导病人穿宽松、棉质、柔软的且易于脱穿的衣裤,穿系带、包覆好的前开口的鞋,鞋底软硬度适中。使用踝足矫形器的病人,裤脚口要大,方便取戴。

3.矫形器佩戴后的注意事项

(1)佩戴矫形器并发症的预防

1)局部、肢端血液循环不良:每日检查病人肢端血液循环、肢体肿胀情况,注意检查局部皮肤有无发红、疼痛、破损等情况,并针对发现的问题及时采取有效的措施。

2)预防压疮:骨突出部位应加软垫缓解受压,对造成局部受压严重的矫形器,请矫形师进行调整。同时注意保持皮肤的清洁,每日清洗局部皮肤并保持干燥。

(2)矫形器保养不当:经常保养矫形器,保持矫形器清洁;存放时要避免挤压矫形器,对低温热塑材料制作的矫形器存放时要远离热源;发现矫形器有问题时,及时请矫形师解决。

(3)矫形器存在不适

1)定期随访:训练期间,检查矫形器的装配是否符合生物力学原理,是否达到预期的目的和效果,了解病人使用矫形器后的感受和反馈,对需长期使用矫形器的病人,应每 3~6 个月随访一次,以了解矫形器的使用效果及病情变化,必要时进行修改和调整。

2)做专门的测量、记录,必要时提出修改意见。发现病人存在不适时,应对矫形器进行检查、修改。

二十、假肢使用的指导训练技术

【定义与目的】

1. **定义** 假肢是用于弥补先天性肢体缺损和后天性伤残截肢所致的肢体部分或全部缺失的人工肢体。按结构分为内骨骼式假肢和外骨骼式假肢；按用途分为装饰性假肢、功能性假肢、作业性假肢和运动性假肢；按安装时间分为临时性假肢和正式性假肢；按解剖部位分为下肢性假肢和上肢性假肢。

2. **目的** 假肢的应用，通过其补缺、代偿的作用，增强病人已缺失的、畸形的或功能减弱的身体部分或器官功能，使得病人能最大限度地恢复功能和独立生活的能力。上肢肢体残缺者最大程度获得上肢和手的实用功能；下肢肢体残缺者最大程度获得下肢实用功能，尤其是行走功能。

【适应证与禁忌证】

1. **适应证** 截肢后肢体缺损者或失去肢体功能者。

2. **禁忌证** 无特殊禁忌证。

【操作流程】

操作流程见图 20-1、2。

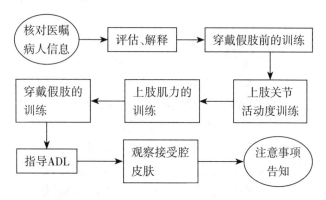

图20-1　上肢假肢的穿戴及康复训练流程图

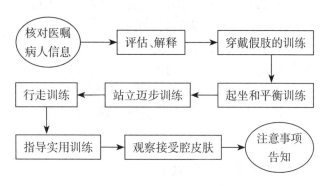

图20-2　下肢假肢的穿戴及康复训练流程图

【操作要点】

1.康复评定

（1）皮肤情况：有无畸形、皮肤是否完整及感染、有无溃疡创面、有无窦道及瘢痕。

（2）残肢畸形及程度：残肢关节有无畸形、关节活动度如何及负重力线是否良好。

（3）残存肌群肌力是否良好，残肢有无神经瘤。

（4）用物准备：指导训练对象的假肢、弹力绷带等。

2.上肢假肢的康复训练

（1）穿戴假肢前的训练：当截肢手为利手时，首先要进行"利手交换训练"。从日常生活动作开始，过渡到手指精细协调动作的训练，使截肢侧能部分替代利手的功能。

1）上肢关节活动度训练：训练上肢截肢侧肩关节前屈、后伸、外展、水平屈曲、水平伸展和内外旋运动。

2）残肢肩部和上肢肌力的训练：由康复师有计划地对残肢端各方向施加外力，让病人对抗外力，进行肢体的等长收缩抗阻训练；让患肢完成前屈、后伸、外展、水平屈曲、水平伸展和内旋，做肌肉的完全收缩。

（2）穿戴假肢的指导训练：教会病人认识上肢假肢的名称和用途，学会穿脱和使用假肢。

1）假肢穿脱训练：先在残肢和接受腔壁间涂上滑石粉，然后套上残肢袜套，注意不要有皱褶。有内衬套的假肢应先穿上内衬套，再将残肢穿进假肢接受腔内。

2）前臂假肢：教会病人前臂的控制和机械手的使用。

3）上臂假肢：学会前臂和手的控制、肘关节屈曲、开启肘锁和肩关节的回旋。

4）沟式能动手：指导训练抓控和释放动作，指导病人日常生活能力，如洗漱、修饰、穿衣服、吃饭等。

（3）单侧佩戴假肢者，直接将残臂伸入接受腔内，并悬挂于肩上，系好肩带即可；双侧佩戴假肢者，穿戴时由训练人员或护士帮助，脱卸的程序与穿戴相反。

3.下肢假肢的康复训练

（1）临时性假肢的康复训练

1）单侧假肢穿戴时，病人可取坐位，给残肢穿上衬套，假肢放在与健肢相对称的位置，将残肢放入接受腔，使残腔的承重部位与接受腔相符合，然后束紧腰带。

双侧假肢穿戴时，病人取坐位或仰卧位，将假肢放在正前方或床上，残肢伸入接受腔后，束紧骨盆带。

2）站立位平衡训练：练习双下肢站立、健肢站立平衡和假肢站立平衡。

3）迈步训练：开始在平行杠内进行。从假肢侧迈半步负重过渡到整步负重→假肢负重→训练健侧迈步。

4）步行训练：在完成前 2 项训练后，做步行训练。

5）上下阶梯及坡道训练：①上阶梯时先迈健肢，再健肢用力伸膝，升高身体，上提假肢至健肢侧同一阶层；下阶梯时假肢先下，站稳后再迈健肢；②上坡时先迈健肢，再向上迈假肢；下坡时先迈假肢，再迈健肢。

（2）永久性假肢的康复训练

1）起坐和站立训练：站立时假肢在前，健肢在后，双手压住大腿根部，以健侧支撑体重，训练站起；坐下动作时假肢靠近椅子，身体外旋 45°，以健侧支撑体重，屈膝时假肢侧的手扶着椅子坐下。

2）平行杠内训练假肢内旋动作、重心转移运动、假肢关节运动、向前步行运动及侧方移位动作等。

3）实用训练：包括地面坐起、站立训练、上下坡训练、上下台阶训练、跨越障碍物训练及地上拾物训练等。

【注意事项】

假肢装配工作采用康复小组形式，截肢者是康复小组工作的核心，康复护士为其中一员。康复护理应注重假肢应用指导训练注意事项及预防处理。

1.假肢保养注意事项

（1）掌握假肢的保养

1）大腿假肢：经常清洗残肢和接受腔，保持残肢和接受腔的干燥。

2）小腿假肢：可用温水清洗，但水温不要太高。小腿假肢的残肢袜套应多备用一些，每天清洗更换，最好用棉织的残肢袜。

（2）当金属关节不灵活或有响声时，要及时清洗加油或更换新轴。

（3）不要随意换穿与制作假肢时设计的鞋跟高度不同的鞋，避免造成假肢对线的不合适。

2.了解假肢使用前的准备

（1）为保持和增强截肢侧残端的功能，须进行增强残存肌力和有关关节活动度的训练。

（2）待截肢手术伤口愈合，一般术后3周即可穿戴用石膏或其他可塑性材料制成的接受腔的临时假肢，提前进行佩戴假肢的适应性训练。

3.熟悉假肢训练内容

（1）上肢是进行日常活动和劳作的主要器官，所以上肢假肢的基本要求是外观逼真、动作灵活、功能良好、轻便耐用及穿脱方便。结合 ADL 活动动作进行上肢假肢的康复训练，使截肢侧能部分替代利手的功能。

（2）下肢功能主要是站、走、跑等。功能良好的下肢假肢除了外观逼真、轻便耐用、操纵简便、穿脱方便外还应具有适合的长度、良好的承重功能和生物力线对线，以保证截肢病人在安装假肢后步行平稳、步态良好。

（3）指导下肢假肢步行训练时假肢侧步幅不要太短，腰身挺直，残肢要向正前方摆出，且尽量减少双腿之间的步宽。上坡时健肢迈步要大，假肢迈步要小，足跟落地时要用力后伸残肢；下坡时假肢迈步要小并尽量向后压，以保持稳定，再迈健肢。

4.病人对假肢的恐惧及抵触心理疏导

（1）心理康复护理：做好解释及健康教育，告知病人及家属穿用假肢对康复治疗的意义，消除病人的恐惧及抵触心理，取得家属和病人的信任，调动起病人的积极性。

（2）安全护理放首位：康复训练时，应注意病人安全，避免跌倒等意外事故的发生，同时避免过度训练和训练不当而影响康复训练的效果。

5.各种并发症的预防处理

（1）密切观察残肢的变化，防止各种并发症

1）防止残肢肌肉的萎缩：佩戴小腿假肢者，要做患肢膝关节肌群的屈伸训练；佩戴大腿假肢者，要做患肢髋关节伸直和屈曲肌肉训练，防止肌肉的萎缩。

2）防止残肢肿胀及脂肪沉积：病人在不穿戴下肢假肢时，残肢要使用弹力绷带包扎。

（2）保持残肢皮肤及接受腔的健康、清洁

1）每次训练后要观察残肢皮肤的情况，及时处理残端皮肤擦伤、发红、肿胀等情况；每天睡觉前清理皮肤，用刺激性小的消毒剂擦拭擦伤、压红的皮肤后用无菌纱布覆盖，保持干燥，预防真菌感染，保持残端形状。

2）保护好残端，整理好断端弹力绷带，每天清洗和更换假肢套以保持残肢皮肤健康。

（3）合理饮食，保持适当的体重　假肢接受腔形状和容量十分精确，一般体重增减超过 3kg就会引起腔的过紧或过松，应防止肥胖影响假肢的穿戴。

二十一、日常生活自理相关辅助器具使用的指导训练技术

【定义与目的】

1. **定义** 生活自理辅助器具是一大类能够补偿残疾人缺失的功能,帮助他们完成无法完成的日常生活活动。生活自理辅助器具应用是指选择并应用自助具帮助病人完成部分为了维持生存及适应生存环境而每天必须反复进行的,最基本的、最具有共性的活动。

2. **目的** 生活自理辅助器具应用可以使残疾人不依靠别人的帮助,借助自助具独立完成过去不能完成的活动。不依赖(或部分依赖)他人,提高生活自理能力,增强残疾人自立、自强、自尊的信心。

【适应证与禁忌证】

1. **适应证** 生活自理和日常生活活动有一定困难,但改良用品、用具后能克服的病人。

2. **禁忌证** 无特殊禁忌证。

【操作流程】

操作流程见图 21-1。

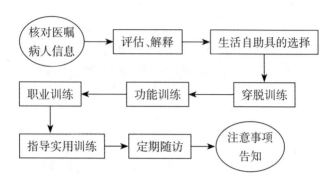

图21-1 生活自理辅助器具使用的指导训练流程

【操作要点】

1. 准备工作

（1）评定病人运动功能、日常生活活动完成情况等，确定病人是否需要自助具。

（2）了解自助具分类：衣着类、梳洗修饰类、饮食类、洗澡类、厕所用具、转移辅助类、书写辅助类等自助具并掌握应用。

（3）根据病人的功能障碍情况，确定病人所需使用的自助具。

（4）准备好病人在完成日常生活自理所需使用的自助具。

2. 进食适应性辅助用具应用指导训练

（1）对于手不能抓握或手功能受限的病人，可佩戴橡皮食具持物器。

（2）根据需要使用上肢支持设备、假肢、固定夹板、多功能固定带；手柄加粗、加长、成角、加弹簧或转动式的餐具。

（3）不能单手固定餐具或食物者可使用防滑垫、盘挡或在餐饮用具下面安装吸盘等。

3. 穿衣裤袜鞋用适应性辅助用具应用指导训练

（1）在接近衣领处安一个环或攀，脱衣时，将环拉起协助将衣服上提过头；用衣钩将衣袖上提至肩部或在腋窝水平协助将袖子脱下；用尼龙搭扣替代扣子、拉链等；在拉链上加上拉环，使手指对捏无力或不能者能够开关拉链；纽扣牵引器；乳罩在前面开口，开口处用尼龙搭扣；套头式领带。

（2）用拴在裤子上的拉襻、杆状衣构或拾物器将裤子拉到手可以抓住裤腰的地方。

（3）下肢关节受限者可用穿袜自助具辅助穿脱。用吊袜吊替代穿袜用的拉襻；用长柄鞋拔、穿袜辅助具、拉链环和尼龙搭扣穿鞋袜。

4. 做饭及清洗餐具适应性辅助用具使用指导训练

（1）固定辅助用具：包括改造切菜板、海绵、湿毛巾或吸盘、双耳壶、有钉子的切菜板、瓶罐开启器、手柄加粗厨餐具、多功能固定带、长把拾物器等。

（2）根据个人 ADL 能力，借助做饭及清洗餐具适应性辅助用具，辅助或独立完成做饭活动。

5. 转移适应性辅助用具使用指导训练

（1）按肢体功能障碍程度选用辅助类自助具：

包括扶手、绳梯、帆布扶手装置、防滑手套、转移滑板、脚驱动轮椅或电动轮椅等。

（2）根据个人 ADL 能力，借助转移适应性辅助用具，辅助或独立完成转移。

6.修饰及个人卫生适应性辅助用具应用指导训练

（1）应用电动牙刷、电动剃须刀、固定在水池边的刷子。手柄加粗、加长、成角的牙刷、梳子、带有吸盘的刷子或牙刷、安装在剃须刀上便于持握的结构、大号指甲刀固定在木板上修剪健侧手指的指甲。

（2）洗澡：座便椅应用病人坐位淋浴；辅助病人借助长端的海绵刷擦洗背部和远端肢体；抓握扶手协助病人站起；长把开关水龙头有助于病人拧开水龙头。

（3）拧毛巾时：指导病人将毛巾中部套在水龙头上，然后将毛巾双端合拢，再将毛巾向一个方向转动，将水拧出。在刷牙、梳头时可用换套套在手上，将牙刷或梳子套在套内使用。

（4）如厕：上肢关节活动受限、截肢或手指感觉缺失者可使用安装在坐便器上的自动冲洗器及烘干器清洁；肌力弱或协调性差者在如厕和清洁时可采用扶手保持稳定；采用可调节坐便器有助于下肢关节活动受限者；夜间在床旁放置便器以免去厕所的不便；尿裤或床垫用于二便失禁者。

【注意事项】

1.病人教育与配合

（1）心理护理：因日常生活能力障碍或丧失，此类病人易产生悲观、焦虑、急躁或绝望的情绪。康复护士要及时全面了解病人对康复的认知程度，有足够的耐心及自信，鼓励病人正视伤残，耐心指导讲解生活自理辅助器具应用目的及注意事项，帮助病人树立起生活的勇气和信心，使其处于良好的身心状态，配合康复治疗和护理。

（2）教育病人自助具的使用不能代替病人全面康复，应与其他康复治疗方法相配合，以达到最佳的康复效果。

（3）切实根据病人的实际需要选择自助具。

（4）给予病人积极的肯定与鼓励，做好病人及家属的思想沟通工作，强调通过辅助器具达到生活自理是一个缓慢的过程，需要极大的耐心并积极配合，不能急于求成，造成过度训练，从而影响康复效果。

2.生活自理辅助器具使用注意事项

（1）向病人及家属示范和解释如何使用（必要时写下书面指导）。

（2）训练前，协助病人妥善固定好辅助器具；训练时，对病人整体情况进行观察，如有不适感及时与康复医师联系，调整训练内容。

（3）观察病人用自助具进行功能性活动的情

况；指导和协助病人床上活动、就餐、洗漱、更衣、排泄、移动等。

（4）指导和协助病人自助具的清洗，追踪随访，包括再评定、自助具保养和必要的维修。

（5）密切观察，有效监督与指导：训练过程中，注意观察病人的活动情况及心理反应，若发现不适，及时给予处理；训练时，有人陪伴，给予病人正确的指导。

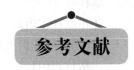
参考文献

1. 安力彬. 临床护理操作手册 外科护理规范化操作. 北京: 人民军医出版社, 2011.

2. 焦卫红, 于梅. 优质护理服务规范操作与考评指导. 北京: 人民军医出版社, 2011.

3. 徐军, 贾勤. 康复护理学, 实训教材. 北京: 科技出版社, 2014.

4. 冯志仙. 护理技术操作程序与质量管理标准. 2版. 杭州: 浙江大学出版社, 2013.

5. 辛霞, 辛华. 临床护理技术操作规程. 陕西: 西安交通大学出版社, 2012.

6. 海艳. 临床50项护理技术操作指南. 辽宁: 辽宁科学技术出版社, 2012.

7. 成守珍. 呼吸内科临床护理思维与实践. 北京: 人民卫生出版社, 2012.

8. 陈燕琴, 任红佛. 康复专科护士实践手册. 北京: 化学工业出版社, 2014.

9. 励建安. 脑外伤康复的现状与未来发展趋势. 中国康复医学杂志, 2011, 26(12): 1095.

10. 王惠琴, 金静芬. 护理技术规范与风险防范流程. 杭州: 浙江大学出版社, 2010.

11. 纪树荣. 运动治疗技术学. 北京: 华夏出版社, 2011.

12. 郑彩娥,李秀云. 实用康复护理学. 北京:人民卫生出版社,2012.

13. 钱晓路. 临床护理技术操作规程. 北京:人民卫生出版社,2011.

14. 郭华林. 内科学技能训练教程. 武汉:同济大学出版社,2012.

15. 王俊华. 偏瘫康复训练图解. 北京:人民卫生出版社,2011.

16. 温贤秀,肖静蓉. 实用临床护理操作规范. 成都:西南交通大学出版社,2012.

17. 郑彩娥,李秀云. 康复护理技术操作规程. 北京:人民军医出版社,2014.

18. 廖利民. 神经源性膀胱诊断治疗指南/那彦群,叶章群,孙颖浩. 中国泌尿外科疾病诊断治疗指南. 北京:人民卫生出版社,2013:267-328.

19. 彭刚艺,刘雪琴. 临床护理技术规范. 广州:广东科技出版社,2013.

20. 中国康复医学会康复护理专业委员. 神经源性膀胱护理指南(2011年版)(一). 中华护理杂志,2011,46(1):104-108.

21. 中国康复医学会康复护理专业委员. 神经源性膀胱护理指南(2011年版)(二). 中华护理杂志,2011,46(2):210-216.

22. SAINT S, MEDDINGS J A, CALFEE D, et al. Catheter-associated urinary tract infection and the Medicare rule changes. Ann Intern Med, 2009, 150(12): 877-884.

23. EVERAERT K, LUMEN N, KERCKHAERT W, et al. Urinary tract infections in spinal cord injury: prevention and treatment guideline. Acta Clin Belg, 2009, 64(4): 335-340.

24. DENYS P, PREVINAIRE J G, AEGERTER P, et al. Intermittent self-catheterization habits and opinion on aseptic vapro catheter in French neurogenic bladder population. Spinal Cord, 2012, 50: 853-858.

25. NEWMAN D K, WILLSON M M. Review of intermittent catheterization and current best practices. Urol Nurs, 2011, 31(1): 12-29, 48.

26. KRASSIOUKOV A, ENG J J, CLAXTON G, et al. Neurogenic bowel management after spinal cord injury: a systematic review of the evidence. Spinal Cord, 2010, 48(10): 718-733.

27. FRONTERA W R, DELISA. 物理医学与康复医学理论与实践. 励建安, 毕胜, 黄晓琳, 等译. 北京: 人民卫生出版社, 2013.

28. CAI W Z, Wang J, GUO L. Prevalence and Risk Factors of Urinary Incontinence for Post-Stroke Inpatients in Southern China. Neurourology and Urodynamics, 2013, 12: 1520-6777.

29. 于丽娜, 伍世珍, 江珉, 等. 83 项护理技术操作流程及评分标准. 北京: 军事医学科学出版社, 2013.

08检